Prof. Dr. med. Ulrich von Gaisberg
Werner Waldmann

Wirksame Hilfe bei Hämorrhoiden

Prof. Dr. med. Ulrich von Gaisberg
Werner Waldmann

Wirksame Hilfe bei Hämorrhoiden

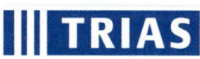

Redaktion: Dr. Katrin Beyer
Umschlaggestaltung:
Cyclus · D+P Loenicker,
Stuttgart
Illustrationen: Dr. Kade (8),
Meret Hagen (22), Petra Maier
(2), Carin Mutter (1)
Fotos: Bavaria Stock
(Umschlag vorne),
MEV (Umschlag hinten),
Waldmann (16), MEV – Mike
Witschel (2), PhotoAlto –
Jean-Claude Marlaud (1), Karl
Storz GmbH & Co (3)
Produktion: WZ Media,
Stuttgart
Druck: Westermann Druck,
Zwickau
Konzeption und
Projektleitung:
Werner Waldmann
© 1998 Georg Thieme Verlag,
Rüdigerstraße 14,
D-70469 Stuttgart
ISBN 3–89373–757–X

Wichtiger Hinweis: Medizin als Wissenschaft ist ständig im Fluss. Soweit in diesem Buch eine Dosierung oder eine Applikation erwähnt wird, darf der Leser zwar darauf vertrauen, dass Autor und Verlag größte Mühe darauf verwandt haben, dass diese Angabe genau dem Wissensstand bei Fertigstellung des Werkes entspricht. Dennoch sollte jeder Benutzer die Beipackzettel der verwendeten Medikamente prüfen, um in eigener Verantwortung festzustellen, ob die dort gegebene Empfehlung für Dosierungen oder die Beachtung von Kontraindikationen gegenüber der Angabe in diesem Buch abweicht. Benutzer außerhalb der Bundesrepublik Deutschland müssen sich nach den Vorschriften der für sie zuständigen Behörden richten.

Geschützte Warennamen (Warenzeichen) werden nicht besonders kenntlich gemacht. Aus dem Fehlen eines solchen Hinweises kann nicht geschlossen werden, dass es sich um einen freien Warennamen handelt.

Leserservice:
Wenn Sie Fragen oder
Anregungen zu diesem Buch
haben, schreiben Sie uns!

TRIAS Verlag
Postfach 30 11 20
D-70451 Stuttgart

Besonderer Dank gilt der Dr. Kade Pharmazeutische Fabrik GmbH für die freundliche Überlassung von Bildmaterial.

Die Deutsche Bibliothek – CIP-Einheitsaufnahme
Gaisberg, Ulrich von:
Wirksame Hilfe bei Hämorrhoiden : [was Sie selbst gegen Schmerzen tun können ; die vielen Möglichkeiten moderner Behandlung ; drei Schlüssel zur Heilung: Bewegung, Ernährung, Hygiene] / Ulrich von Gaisberg ; Werner Waldmann. – Stuttgart : TRIAS, 1998
(Gesundheit kompakt)

Betrachtet man den Umsatz der Pharmaindustrie, die Medikamente gegen krankhaft veränderte Hämorrhoiden produziert, unter dem Gesichtspunkt, wie viele rezeptfreie Mittel und wie viele verordnungspflichtige Präparate verkauft wurden, so kommt man zu dem erstaunlichen Ergebnis, dass offenbar immer noch sehr viele Patienten, die unter Hämorrhoiden zu leiden glauben, ihre Probleme ohne ärztlichen Rat zu lösen versuchen. Anders ist auch nicht die Tatsache zu deuten, dass mindestens ein Viertel der Kosten für Hämorrhoidenmittel nicht von den Kassen, sondern aus eigener Tasche bezahlt werden. Wer plötzlich die für Hämorrhoiden typischen Symptome an sich feststellt, kann es zuerst durchaus einmal mit einer Salbe in eigener Regie probieren. Wenn sich das Problem aber nach ein bis zwei Wochen nicht erledigt oder gar Blutungen beim Stuhlgang beobachtet werden, ist weiteres Herumexperimentieren und Zuwarten sträflicher Leichtsinn.

Dieses Buch will nicht den Arztbesuch ersetzen. Es möchte Ihnen aber Informationen vermitteln, damit Sie begreifen, was Hämorrhoiden sind, wie sie entstehen und wie man sie behandelt. Als informierter Patient sind Sie für Ihren Arzt ein besserer Patient, und Sie werden seinem Rat mit Verständnis und Konsequenz folgen. Nicht zuletzt wollen wir Ihnen auch ausführliche Ratschläge für Ihre Lebensführung geben, um künftig von den schmerzhaften Knoten im After nicht mehr belästigt zu werden.

Die Autoren

Prof. Dr. med. Ulrich von Gaisberg ist Chefarzt der Inneren Klinik des Krankenhauses Stuttgart-Bad Cannstatt. Sein Spezialgebiet sind Erkrankungen des Magen-Darm-Kanals.

Werner Waldmann ist Redakteur und Autor zahlreicher Sachbücher.

Inhalt

8 Was dieses Buch für Sie tun kann

11 **Was sind Hämorrhoiden und wie entstehen sie?**
12 Wie der Enddarm funktioniert
14 Hämorrhoiden hat jeder Mensch
18 Die Ursachen für Hämorrhoiden
20 Typische Beschwerden bei Hämorrhoiden
26 Was sich hinter Hämorrhoiden sonst noch verbergen kann
34 Entzündungen des Darmausgangs
38 Bösartige Erkrankungen im Analbereich

41 **Wie werden Hämorrhoidalleiden diagnostiziert und behandelt?**
42 Keine Angst vor dem Arztbesuch!
45 Was der Arzt alles wissen sollte
46 Wie Sie der Arzt untersucht
52 Keine Angst vor der Dickdarmspiegelung
54 Hilfe durch Salben und Zäpfchen
59 Behandlung mit Kälte und Wärme und dem Analdehner
62 Hämorrhoidalknoten mit der Spritze bekämpfen
65 Mit Infrarotlicht oder Kältesonde gegen Hämorrhoidalknoten
66 Mit einem Gummiring gegen das Übel
68 Mit dem Skalpell gegen die lästigen Schwellkörper
70 Die Behandlung von Analfissuren
72 Die Behandlung einer Perianalthrombose
73 Wirksame Hilfe bei einem Analabszess
74 Die Heilung des Darmvorfalls
75 Eine Inkontinenz korrigieren
76 Hämorrhoiden in der Schwangerschaft

Was kann ich selbst tun? 79

Wie kommt es zur Verstopfung?	80
Warum Abführmittel nicht helfen	84
Abführmittel, die unbedenklich sind	86
Wege aus der Abhängigkeit	87
Nachdenken über die richtige Ernährung	90
Stellen Sie Ihre Ernährung um	92
Verschiedene Lebensmittel und ihr Ballaststoffgehalt	94
Viel Bewegung hilft bei Hämorrhoiden	100
Umgang mit Berufs- und Alltagshektik	102
Atemgymnastik	104
Übungen für den Darm	106
Die richtige Hygienetaktik	110

Fragen und Antworten aus der Praxis 115

Kleines Wörterbuch 124

Adressen, die weiterhelfen können 127

Register 128

Was dieses Buch für Sie tun kann

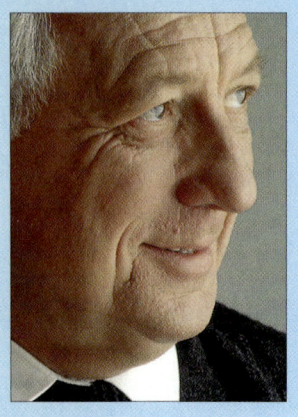

Hämorrhoiden – vom Lexikon beschrieben als *krampfaderähnliche, meist von entzündlichem Gewebe umgebene knotenförmige Erweiterungen des Venengeflechts im unteren Mastdarm und After* – sind ein Leiden, das 20 Millionen Deutsche recht gut kennen, weil sie zumindest einmal im Leben darunter gelitten haben. Und nicht wenigen von uns bereiten diese kleinen Knoten in der Afterregion erheblichen Ärger, Verdruss und nicht selten wahrhaft höllische Qualen.

Ein Thema, über das man nicht spricht

Eigentlich müsste das Thema Hamorrhoiden ein weit verbreiteter Gesprächsstoff zwischen den Betroffenen sein, müssten unzählige Zeitgenossen mit ihrem Leiden in den Sprechstunden der Ärzte auftauchen, und es müsste zahlreiche Bücher geben, in denen die Ursachen des Leidens und Möglichkeiten, dem abzuhelfen, dargestellt werden. Doch dem ist nicht so. Im Buchhandel findet man ein reichhaltige Auswahl von fast gleich lautenden Büchern zu Themen wie Allergien, Diabetes oder Rückenschmerzen. Wer jedoch literarischen Rat zum Thema Hämorrhoiden sucht, wird auf ein müdes halbes Dutzend kleiner Bücher verwiesen, und die sind in den meisten Buchhandlungen nicht einmal vorrätig. Offenbar mögen schon die Buchhändler dieses Thema unter der Gürtellinie nicht und bestellen solche Ratgeber erst gar nicht. An einem zu geringen Bedarf jedenfalls kann das nicht liegen. Aber da ist dann schon wieder ein Problem: Wer würde denn bei einem Buchhändler nachfragen und damit Farbe bekennen: Ich suche ein Buch zum Thema Hämorrhoiden?

Auch in der Apotheke getrauen sich vermutlich nur wenige, ihr Problem in den Mund zu nehmen und zu fragen, was es denn zur Linderung und Behandlung von Hämorrhoiden gebe. Die meisten, falls sie ihre Schmerzen, den Juckreiz und andere Irritationen nicht einfach still erdulden, schauen wohl lieber in Illustrierten in den Anzeigenspalten nach, denn dort werden häufig wahre Wundermittel gegen Hämorrhoiden versprochen. Und mit einem solchen Ausriss getraut man sich dann eher in die Apotheke; man tut dann so, als habe einen eine ältere Verwandte gebeten, für sie das Mittel zu besorgen.

Auf die Idee, sich gar zum Arzt zu begeben, kommen die Leidtragenden meist erst dann, wenn ihr Problem ein wahrhaft höllisches Ausmaß angenommen hat und die prallen Venenkirschen aus dem After vortreten und nicht mehr zurückgedrängt werden können.

Warum eigentlich diese Scheu, diese Angst? Über Leiden und Gebrechen zu reden, gehört doch sonst zum guten Ton. Nur nicht über das, was sich in der Analregion abspielt.

In diesem Ratgeber geht es um vergrößerte Hämorrhoiden. Jedoch ist dies nicht ausschließlich das Thema des Buches, denn die lästigen Schwellkörper hängen sehr oft mit anderen Erkrankungen zusammen, so dass man sie oft nicht isoliert betrachten kann. Aus diesem Grund informiert Sie das Buch über die wichtigsten Erkrankungen des Enddarms, wobei natürlich das Schwergewicht auf Diagnose und Therapie von vergrößerten Hämorrhoiden liegt.

Eine Krankheit wie jede andere

Sie haben dieses Buch vermutlich deshalb gekauft, weil Sie Informationen zu diesem Tabuthema suchen und sich vor allem Hilfe davon versprechen. Wir wollen Ihnen daher erklären, wie es zu Hämorrhoiden kommt, welche Symptome sie hervorrufen, welche Möglichkeiten es gibt, Juckreiz und Schmerzen auszuschalten, die Ursachen zu bekämpfen und wie Sie verhindern können, rückfällig zu werden.

Hämorrhoiden sind gewissermaßen ein Fluch unserer einseitigen köperlichen Aktivitäten und unserer nachlässigen Ernährungsweise. Sie sind aber auch eine Folge unserer Einstellung zu Leben und Arbeit.

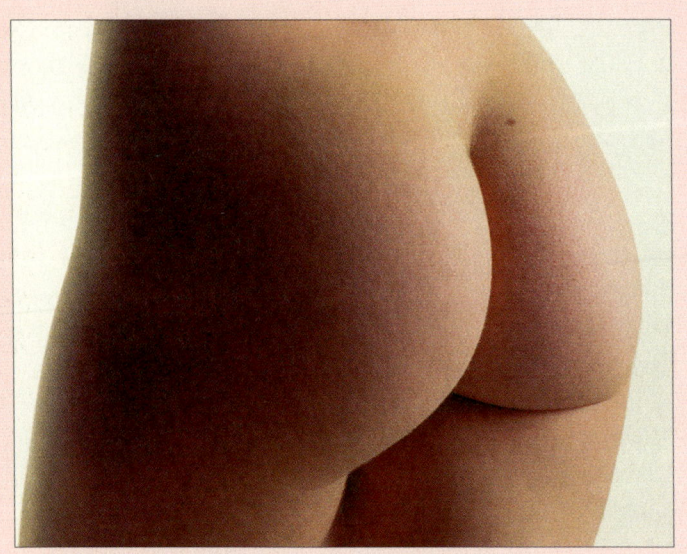

Was sind Hämorrhoiden und wie entstehen sie?

Unzählige Menschen leiden unter Hämorrhoiden oder haben einmal darunter gelitten, doch man spricht nicht gerne darüber und geht auch nur dann zum Arzt, wenn das Leiden bereits seinen Höhepunkt erreicht hat. Diese Tabuisierung hat freilich eine fatale Folge, nämlich dass man über Hämorrhoiden sehr wenig Bescheid weiß.

In diesem Kapitel erfahren Sie das Wichtigste über die Entstehung und das Wesen von Hämorrhoiden, wozu auch Informationen über mögliche andere Analerkrankungen gehören.

- **Enddarm** 12
- **Funktion der Hämorrhoiden** 14
- **Ursachen** 18
- **Symptome** 20
- **Andere Analerkrankungen** 26
- **Entzündungen und Reizungen** 34
- **Krebs** 38

Wie der Enddarm funktioniert

Enddarm **Im allgemeinen Sprachgebrauch bezeichnet man mit dem Begriff Hämorrhoiden eine krankhafte Erweiterung der Blutgefäße der Darmschleimhaut. Hämorrhoiden freilich sind an sich nichts Krankhaftes: Jeder Mensch hat sie und braucht sie für die Funktion des Darmsystems.**

Um zu verstehen, wozu der Mensch Hämorrhoiden braucht, müssen wir uns in Erinnerung rufen, wie das Darmsystem – nach Mund, Speiseröhre und Magen der letzte wichtige Teil des Verdauungssystems – eigentlich funktioniert. Im Zwölffingerdarm und im daran anschließenden Dünndarm wird die bereits im Mund begonnene Verdauung fortgesetzt. Im rechten Unterbauch mündet der Dünndarm in den Dickdarm. Die Schleimhaut des Dünndarms – Ringfalten und fingerförmige Ausstülpungen vergrößern seine Fläche um mehr als 600 % – filtert aus dem Speisebrei Salze, Vitamine, Zucker, Fett, Eiweißbausteine und Wasser und leitet sie in den Blut- und Lymphkreislauf weiter.

Der Dickdam hat einen größeren Durchmesser als der Dünndarm und eine kräftige Muskelschicht, die den langsam fester werdenden Darminhalt durch rhythmisches Zusammenziehen kraftvoll weiterbefördert. Im Dickdarm wird dem Verdauungsbrei vor allem das Wasser entzogen. So wird der Darminhalt mehr und mehr eingedickt. An den Dickdarm schließt sich der Mastdarm an. Mediziner bezeichnen diesen Abschnitt als Rektum, dessen oberer Teil Ampulle heißt. Dieser

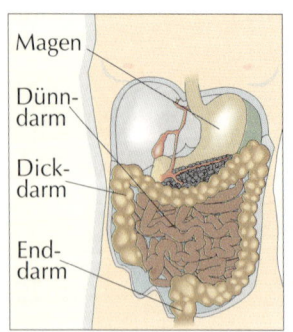

Das Verdauungssystem beginnt bereits im Mund. Die hauptsächliche Arbeit aber, vor allem die Aufnahme der Nahrungssubstanzen in die Blut- und Lymphbahn, geschieht im Darmsystem.

Was sind Hämorrhoiden und wie entstehen sie?

kurze Abschnitt dient als Sammelbehälter für den Kot, der hier bis zur Ausscheidung gespeichert wird.

Mit dem Anus mündet der Darm nach außen. Damit Kot und bei der Verdauung entstehende Gase zurückgehalten und nicht permanent nach außen abgegeben werden, bedarf es eines Verschlussmechanismus. Diese Funktion übernehmen der innere Schließmuskel – er unterliegt nicht dem Willen – und der äußere.

Unter der Schleimhaut des Rektums befinden sich ringförmig angeordnete Schwellkörper, dies sind die Hämorrhoiden. Wenn diese Schwellkörper verstärkt durchblutet werden, so vergrößern sie sich und unterstützen so den Schließmuskel beim Zurückhalten der flüssigen und gasförmigen Verdauungsprodukte – hierbei bilden sie eine sägezahnförmige Linie.

Die Hämorrhoiden gewährleisten die Feinkontinenz, das heißt, sie unterstützen den Organismus dabei, den Darminhalt – insbesondere den flüssigen oder gasförmigen – zurückzuhalten.

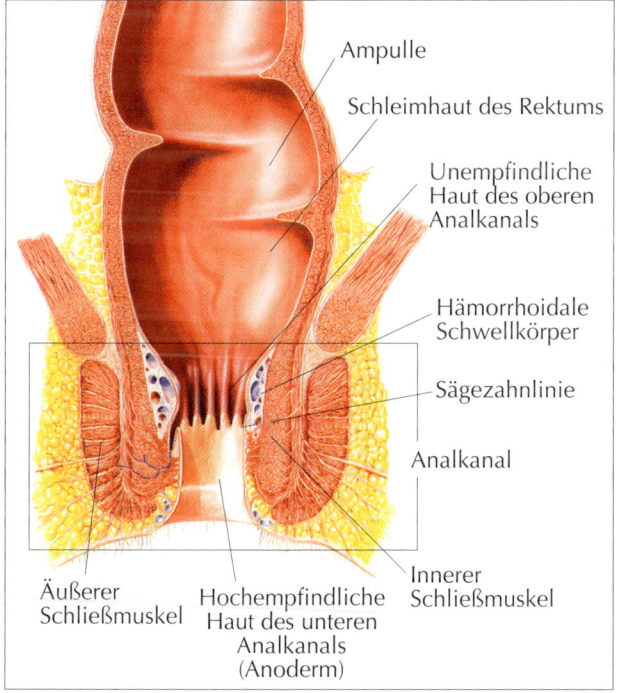

Ampulle
Schleimhaut des Rektums
Unempfindliche Haut des oberen Analkanals
Hämorrhoidale Schwellkörper
Sägezahnlinie
Analkanal
Innerer Schließmuskel
Äußerer Schließmuskel
Hochempfindliche Haut des unteren Analkanals (Anoderm)

Zwischen Ampulle und Anus liegt der Ring aus venösen Schwellkörpern, den Hämorrhoiden. Sie unterstützen die Arbeit des inneren und äußeren Schließmuskels.

Hämorrhoiden hat jeder Mensch

Funktion der Hämorrhoiden
Von Hämorrhoiden spricht man normalerweise erst dann, wenn die venösen Schwellkörper im Analkanal Juckreiz und Schmerzen bereiten, Blutungen hervorrufen, sich vergrößern und damit den Stuhlgang erschweren oder wenn sie gar nach außen fallen.

Zuerst ist eine begriffliche Präzisierung nötig: Als Hämorrhoiden bezeichnet man die Schwellkörper, die zusammen mit dem inneren und äußeren Schließmuskel den Darmausgang abdichten. Hämorrhoiden – der Arzt spricht vom Plexus haemorrhoidalis – sind also grundsätzlich keine krankhafte Erscheinung, sondern ein anatomischer Bestandteil des Enddarms – und sogar ein sehr wichtiger!

Ohne Hämorrhoiden wäre das Leben eine Katastrophe

Die Hämorrhoiden helfen uns, den Darmausgang perfekt zu beherrschen. Es muss ja nicht nur der Stuhlgang, also der mengenmäßig hauptsächliche Teil des Darminhalts zurückgehalten und auf unseren bewussten Befehl hin abgegeben werden. Beim Verdauungsprozess entstehen noch andere Ausscheidungen, die nicht so leicht wie große feste Kotbrocken zurückgehalten werden können, nämlich Darmflüssigkeit, ungeformter, ja unter Umständen sogar dünnflüssiger Kot und dann natürlich noch die Gase. Normalerweise bildet sich im Darm – der somit einer komplizierten chemischen

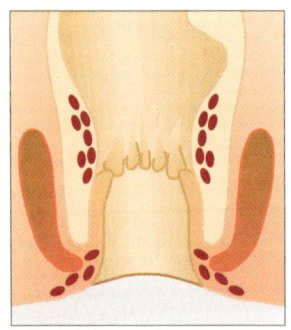

Die Schwellkörper (oder Hämorrhoiden) liegen fast unscheinbar unter der Schleimhaut des Analkanals. Sie haben im Augenblick nichts zu tun. Es steht kein Stuhlgang an, ebenso wenig drückt Gas nach außen.

Fabrik vergleichbar ist – ein Gasgemisch aus Stickstoff (65 %), Wasserstoff (20 %), Methan (3 %) und Sauerstoff (2 %). Dazu gehört auch noch Schwefelwasserstoff, der zwar nur in geringster Menge vorkommt, aber ausschließlich für den üblen Geruch der Darmwinde zuständig ist. Und diese schlechte Luft muss ebenfalls mit größtmöglicher Sicherheit zurückgehalten werden und darf nur dann den Weg ins Freie finden, wenn wir es dem Darmausgang gestatten.

Das Schließmuskelsystem allein würde diese komplizierte Abdichtung nicht schaffen. Dazu haben wir die Hämorrhoiden! Freilich sind sie nicht ständig in Aktion, das wäre eine überflüssige Energieverschwendung. Schließlich steht nicht immer Kot an, und auch die Gasproduktion fällt sehr unterschiedlich aus. Bei einer reizlosen Kost entstehen kaum Gase, nach dem Verzehr von Hülsenfrüchten oder Zwiebeln hingegen herrscht Hochbetrieb im körperlichen Gaswerk! In solchen Notsituationen füllen sich die Hämorrhoiden mit Blut und schwellen tüchtig an, so dass sie sich gegenseitig berühren und den Darmausgang gegenüber der Außenwelt hermetisch abdichten.

Die Hämorrhoiden sind in der Lage, den Zustand des Stuhlgangs genau zu erkennen, sie können also registrieren, ob es sich um festen Stuhlgang handelt oder flüssigen oder gasförmigen. Entsprechend füllen sie sich mit Blut, um die Feinabdichtung zu bewerkstelligen.

Die Schwellkörper bilden jetzt eine wellen- oder sägezahnförmige Linie – Mediziner nennen sie Linea dentata –, die die Darmschleimhaut im Rektum von der Schleimhaut des Analkanals trennt. In diesem Bereich liegen auch die Blutgefäße, die den Schwellkörper mit Blut versorgen.

Im Normalzustand befindet sich also in den Gefäßen der Hämorrhoiden wenig Blut. Die Abdichtung des End-

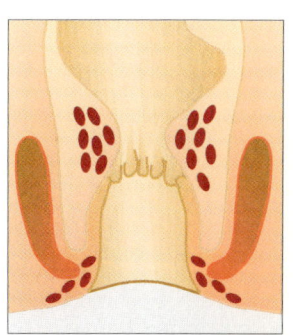

Normale Hämorrhoiden füllen sich mit Blut, um Stuhl, Darmflüssigkeit und Winde, die sich jetzt im Rektum angesammelt haben, so lange zurückzuhalten, bis der äußere Schließmuskel den Befehl erhält, sich zu öffnen.

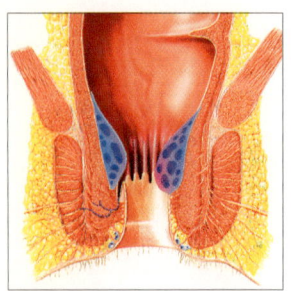

Hämorrhoiden 1. Grades kann der Arzt nur mit dem Proktoskop erkennen. Infolge einer Stauung fließt das Blut nicht mehr aus den Schwellkörpern zurück; sie bleiben groß. Es kann beim Stuhlgang zu schwachen, hellroten Blutungen kommen.

darms bewerkstelligen in dieser Situation allein der innere und der äußere Schließmuskel.

Signalisiert die Darmtätigkeit, dass eine in der Ampulle sitzende Stuhlmenge den Weg nach außen fordert oder dass starke Gasbildung Erleichterung verlangt, sammelt sich in den Hämorrhoiden mehr Blut, und sie schwellen an. Dabei berühren sie sich und dichten im Zusammenspiel mit dem Schließmuskel den Darm nach außen hin nahezu hermetisch ab. Die Hämorrhoiden bilden in diesem Zustand eine Linie, die einem Sägeblatt ähnelt. In Höhe dieser Sägezahnlinie geht die Schleimhaut des Rektums (Mastdarms) in die Schleimhaut des Analkanals über.

Sobald Stuhl oder Gase aus dem Enddarm beseitigt sind, verkleinern sich die Schwellkörper wieder auf ihr Normalmaß.

Wenn die Schwellkörper übermäßig strapaziert werden

Kritisch wird es erst, wenn durch bestimmte Umstände die Schwellkörper beim Stuhlgang nicht zur Seite gepresst werden, sondern von der sich nach außen bewegenden Stuhlsäule einfach Richtung Darmausgang befördert werden.

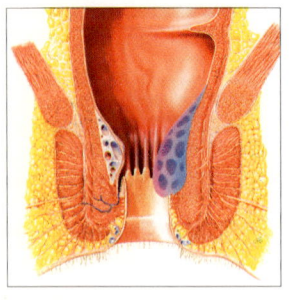

Hämorrhoiden 2. Grades können beim Pressen aus dem Analkanal hervortreten, sie ziehen sich aber von selbst wieder zurück.

Das kann so extrem sein, dass sich die aus dem After gepressten Hämorrhoiden von selbst gar nicht mehr zurückziehen. In solchen Fällen werden die Schwellkörper zur Plage, ja zur ernsthaften Krankheit. Sie können durch den Stuhl, vor allem wenn dieser hart ist oder rasch ausgepresst wird, aufreißen, bluten und sich entzünden. Es kann auch zu Blutstauungen kommen, dann fließt das Blut nicht mehr wie gewöhnlich aus den Gefäßen zurück: Die Hämorrhoiden bleiben voll Blut, sie sind also ständig groß und prall. In einem solchen Zustand sind die Hämorrhoiden das, als was man sie gemeinhin betrachtet: schmerzhafte, lästige Gebilde im Darmausgang.

Die Medizin unterscheidet vier Stadien bei den krankhaften Veränderungen der Hämorrhoiden.

Hämorrhoiden **1. Grades** sind harmlos und bereiten dem Patienten kaum Schmerzen. Man kann sie weder sehen noch tasten. Bemerkbar können sie sich aber gleichwohl machen, indem härterer Stuhlgang beim Pressen kleine Verletzungen an den Schwellkörpern verursacht und aus diesen Blut auf der Stuhloberfläche haften bleibt. Eine hellrote Stuhlauflagerung kann also auf leichte Hämorrhoiden hinweisen.

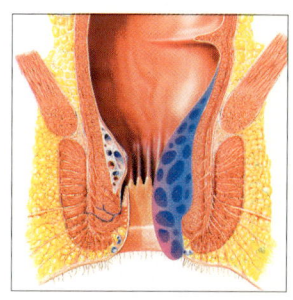

Hämorrhoiden 3. Grades rutschen beim Stuhlgang meist mit nach außen und müssen immer wieder zurückgeschoben werden.

Hämorrhoiden **2. Grades** dagegen können ihren Träger schon ernsthaft plagen. Die Schwellung bleibt bestehen, auch wenn die Hämorrhoiden augenblicklich nichts zusätzlich abzudichten haben. Bei der Stuhlentleerung können solche Hämorrhoiden, die man ohne weiteres mit dem Finger im Anus fühlen kann und die unter Umständen mit dem Stuhl nach außen gezogen werden. Der Arzt nennt dies einen Prolaps. Allerdings ziehen sich solche Hämorrhoiden in der Regel von selbst wieder in den Analkanal zurück. Dass dieser Vorgang sehr schmerzhaft sein kann, muss man nicht besonders betonen. Außer Schmerzen empfindet mancher Patient zusätzlich ein unangenehmes Brennen und Nässen in der Analregion.

Bei Hämorrhoiden **3. Grades** bleiben die nach außen gedrückten, prall mit Blut gefüllten Schwellkörper außerhalb des Anus, dieser Vorfall bildet sich auch von alleine nicht mehr zurück. Man kann den aus dem After hängenden Schwellkörper allerdings mit dem Finger wieder zurückdrängen.

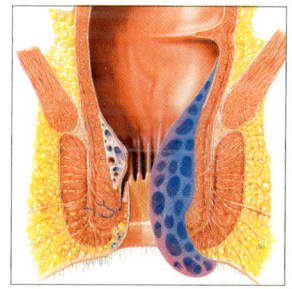

Hämorrhoiden 4. Grades können nicht mehr in den After zurückgeschoben werden. Häufig ist der Stuhlabgang nicht mehr kontrollierbar.

Bei Hämorrhoiden **4. Grades** ist der Vorfall so schwerwiegend, dass die Schwellkörper nicht mehr in den After zurückgeschoben werden können.

Die Ursachen für Hämorrhoiden

Ursachen Die meisten von uns scheinen die Ursache für Hämorrhoiden zu kennen: eine sitzende Tätigkeit, Verstopfung und deshalb harter Stuhlgang, Übergewicht, ungesunde Ernährung.

Mediziner nennen als Ursache von Hämorrhoiden eine Hyperplasie des Corpus cavernosum recti. Das heißt, dass die Gewebszone, in der die Hämorrhoiden ringförmig angesiedelt sind, sich durch eine abnorme Zellvermehrung vergrößert und damit verdickt. Wenn sich diese gut durchbluteten, weichen Gewebepolster vergrößern, ragen sie in den Analkanal vor und laufen Gefahr, sich zu entzünden: dies ist der Beginn einer Hämorrhoidalerkrankung.

Die Frage ist nun, unter welchen Umständen es zu einer solch folgenreichen Veränderung der Hämorrhoidalzone kommen kann. Bekannt ist eine ganze Reihe üblicher Risikofaktoren wie genereller Bewegungsmangel, sitzende Tätigkeiten, Niktotinkonsum und Übergewicht. Möglicherweise ist die Bereitschaft, eine Hämorrhoidalerkrankung zu bekommen, vererbbar.

Auch alles, was dafür sorgt, dass mehr arterielles Blut in den Unterkörper fließt, kann eie auslösender Faktor sein: Dazu gehören der Genuss von kreislaufstimulierenden Getränken, wie zum Beispiel Kaffee, oder auch bestimmte Sportarten wie Gewichtheben und natürlich ein weit verbreitetes Übel: das Pressen beim Stuhlgang. Auch das Pressen während der Geburt eines Kindes zählt dazu, wobei dies aber ein einmaliger Kraftakt ist,

Risikofaktoren für eine Hämorrhoidalerkrankung:
◆ Sitzende Tätigkeit
◆ Bewegungsmangel
◆ Übergewicht
◆ Verdauungsprobleme
◆ Verstopfung
◆ Falsche Ernährung

weshalb sich die bei der Geburt entstandenen Hämorrhoiden normalerweise rasch und von alleine wieder zurückbilden.

Stuhlprobleme als Hauptursache für Hämorrhoidalleiden

Es fällt auf, dass häufig diejenigen unter Hämorrhoiden leiden, die langwierige und ernsthafte Verdauungsprobleme haben, gleich ob eine chronische Verstopfung oder ein Missbrauch von Abführmitteln daran Schuld hat. Untersuchungen haben gezeigt, dass die Qualität des Stuhls – also ob der Stuhlgang hart oder weich ist – für die Entstehung von Hämorrhoidalleiden kaum eine Bedeutung spielt. Ebensowenig hängt die Häufigkeit, in der der Darm entleert wird, mit dem Leiden zusammen. Ein bedeutender Faktor scheint aber die Menge an Stuhl zu sein, die sich jeweils im Rektum ansammelt.

Je mehr Stuhl den Hohlraum des Rektums ausfüllt, desto geringer ist der Druck dort. Rezeptoren in der Darmwand werden dadurch aktiviert, woraufhin die inneren Schließmuskel erschlaffen. Erst jetzt wird dem Gehirn der Stuhldrang signalisiert und es kommt durch eine bewusste Beeinflussung des äußeren Schließmuskels zur Darmentleerung.

Ist das Rektum aber nur teilweise mit Stuhl gefüllt, ist der Druck erhöht, die Rezeptoren werden daher nicht gereizt, so dass der innere Schließmuskel nicht erschlafft. Gleichzeitig verbleibt Blut in den Schwellkörpern, um mit dem inneren Schließmuskel den Darm abzudichten. Wird nun bewusst gepresst, um den Stuhl auszutreiben, fließt noch mehr Blut in die Schwellkörper. Die Folgen liegen auf der Hand: Aus vorher normalgroßen Hämorrhoiden werden übermäßig dicke Gewebewülste, die bei einer Stuhlentleerung lädiert werden und sich so auch entzünden können.

Oft treten Hämorrhoidalknoten mit dem Stuhl aus dem Anus, wenn der Patient besonders hartnäckig presst, um sich seines Darminhalts zu entledigen.

Typische Beschwerden bei Hämorrhoiden

Symptome In der Regel wird der Patient zum ersten Mal auf den Gedanken kommen, dass an seinem Darmausgang etwas nicht in Ordnung ist, wenn er Blut auf dem Stuhl oder am Toilettenpapier entdeckt.

Wer noch nie unter krankhaft veränderten Hämorrhoiden zu leiden hatte und auch durch Angehörige nicht näher über die Eigenart dieses Leidens informiert ist, wird zuerst einmal einen tüchtigen Schrecken bekommen, wenn er entdeckt, dass er aus dem After blutet.

Meistens ist es hellrotes Blut

Dunkelrotes Blut stammt aus höheren Darmregionen, hellrotes Blut in der Regel aus den untersten Darmabschnitten.

Grundsätzlich muss man zwei Arten von Darmblutungen unterscheiden, solche mit hellrotem und mit dunkelrotem bis schwarzem Blut.

Krankhaft veränderte Hämorrhoiden sind die häufigste Ursache für die Ausscheidung von hellrotem Blut aus dem After.

Hellrotes Blut auf dem Stuhl aufgelagert, am Toilettenpapier, in der Kloschüssel oder an der Unterwäsche weist darauf hin, dass die Blutungsquelle ziemlich dicht hinter dem After liegt, das Blut also aus dem Analkanal stammt. Das Blut ist dem Stuhl aufgelagert oder es tropft manchmal auch direkt in die Klosettschüssel, was dann – weil es das Wasser rot färbt – besonders dramatisch aussieht. Meistens handelt es sich aber nur um wenige Tropfen. Oft fällt es dem Patienten auch erst auf, wenn er Toilettenpapier benutzt oder rote Flecken in der Unterwäsche entdeckt.

Dunkelrot bis schwarz gefärbtes Blut lässt darauf schließen, dass die Blutung aus einer höheren Darmregion, ja sogar aus dem Magen oder aus der Speiseröhre stammt. Selbst eine sehr heftige Zahnfleischblutung kann sich im Stuhl als ein schwarzer Blutrest niederschlagen.

Freilich fallen solche Blutungen bei einer flüchtigen Betrachtung kaum auf, weil die entsprechenden Blutreste meist im Stuhl verborgen sind. Auch der Arzt kann solche Blutungen nur mit einem speziellen Test nachweisen. In jedem Fall sind solche Blutungen keine Bagatelle und erfodern eine genaue Untersuchung der Ursache. Im Zusammenhang mit Enddarmerkrankungen spielen diese Blutungen allerdings keine Rolle.

Mit einem einfachen Test (z. B. Hemo Fec oder Haemoccult) kann festgestellt werden, ob sich Blut im Stuhl befindet. Auch Blut aus höheren Darmabschnitten, das mit bloßem Auge nicht zu erkennen ist, kann nachgewiesen werden. Sie müssen lediglich auf zwei Testfelder einer kleinen Karte etwas Stuhl auftragen. Diese Probe wird dann im Labor untersucht.

Wenn es in der Analgegend juckt

Juckreiz kann oft schlimmer sein als Schmerzen – besonders in der Analgegend. Diese unangenehme Erscheinung ist den meisten Menschen vertraut: ein leichtes bis höllisches Jucken im After, das geradezu herausfordert, mit dem Finger zu kratzen und damit das Ärgernis zu beseitigen.

Die Schleimhaut im Darm enthält keine Nervenenden, sie ist also nicht schmerzempfindlich. Ganz anders dagegen das Anoderm, das mit zahlreichen Nervenfasern durchsetzt ist und deshalb sehr empfindlich auf mechanische und chemische Reize reagiert. Das Anoderm ist jene Schleimhautauskleidung des letzten kleinen Stücks des Analkanals unterhalb des Hämorrhoidengürtels. Von der Natur ist diese Empfindlichkeit durchaus gewollt und praktisch, weil diese Zone eine sehr feine Kontrolle über den Ausscheidungsmechanismus erlaubt: Nur so können wir in Sekundenbruchteilen Darmwinde vom Stuhl unterscheiden und blitzschnell einen unkontrollierten Stuhlabgang verhindern.

Bleiben kleine Stuhlreste nach dem Stuhlgang zurück oder gelangt auf Grund eines nicht gänzlich abgedichteten Schließmuskel flüssiger Darminhalt nach außen, so kann es auf dem Anoderm zu oberflächlichen Reizungen, vielleicht auch zu einer leichten Entzündung kommen: Dies registrieren wir dann als Juckreiz. Wir fühlen uns bemüßigt, an dieser Stelle zu kratzen, um damit unter Umständen die reizauslösenden Fremdkörper zu beseitigen.

Risse in der Analschleimhaut und den Hautfalten oder die krankhaft vergrößerte Schwellkörper der Hämorrhoiden erschweren natürlich eine vollkommene Säuberung nach dem Stuhlgang und so bleiben zwangsläufig manchmal auch größere Stuhlreste auf der unregelmäßigen Oberfläche des Anoderms zurück. Dies ist dann Ursache für Hautirritationen und die sensiblen Nervenenden signalisieren uns, dass hier etwas nicht in Ordnung ist: Es juckt.

Bei manchen Menschen ist der After aus unterschiedlichen Gründen oft feucht. Übergewichtige Personen neigen dazu, auch in der Afterregion stark zu schwitzen. Bei stark vergrößerten Hämorrhoiden oder einem nicht mehr perfekt funktionierenden Schließmuskel kann es zu einer Schleimabsonderung kommen, die den Darmausgang feucht hält. Besonders bei Säuglingen ist dies ein Problem, wenn nach der Stuhlentleerung die Windeln nicht gleich gewechselt werden und so ein feuchtwarmes Klima entsteht, das die Schleimhaut reizt und besonders leicht Infektionen oder Pilzansammlungen entstehen lässt.

All dies nimmt der Betreffende durch einen oft unerträglichen Juckreiz wahr. Tagsüber, wenn man in Bewegung ist, kommen einem diese Reize nicht so intensiv ins Bewusstsein. Aber nachts, wenn sich der Körper in Ruhe befindet, ist dies anders.

Das bei Säuglingen häufig auftretende Windelekzem (auch Windeldermatitis genannt) wird durch Schwitzen, Kot- und Urinreste begünstigt.

Was sind Hämorrhoiden und wie entstehen sie?

Intensives Kratzen scheint kurzfristig Erleichterung zu verschaffen, in Wirklichkeit aber wird die ohnehin gereizte und entzündete Haut nur noch weiter aufgerissen, was den Entzündungsprozess wiederum verstärkt. Schließlich gesellen sich zum Juckreiz Brennen und Schmerzen. Auch Hämorrhoiden, in denen das Blut gestaut ist und nicht mehr automatisch abfließen kann, rufen Juckreiz hervor, zumal sich die prallen Schwellkörper gerne entzünden.

> Auch wenn es Sie heftig in der Analregion juckt: Versuchen Sie, sich nicht zu kratzen, denn das kann Entzündungen hervorrufen.

Schmerzen beim Stuhlgang

Gesunde Hämorrhoiden tun niemals weh, nur die angeschwollenen Hämorrhoiden schmerzen. Wenn der Stuhl an den vergrößerten Schwellkörpern vorbeigepresst wird, verursacht er Schmerzen, denn er übt dann Druck auf die Hämorrhoiden aus. Es ist ebenfalls schmerzhaft, wenn die Schwellkörper durch den Schließmuskel rutschen und eingeklemmt werden.

Als ob man auf die Toilette müßte

Wenn aufgestaute Hämorrhoiden eine solchen Umfang angenommen haben, dass sie den Analkanal weitgehend ausfüllen, signalisieren die Rezeptoren der Darmwand, dass der Darm mit Stuhl gefüllt sei. Der Patient empfindet einen heftigen Drang und wird die Toilette aufsuchen. Da es im Darm aber nichts zu entleeren gibt, obwohl der Stuhldrang besteht, presst der Patient unwillkürlich, so wie man das bei einer hartnäckigen Verstopfung eben zu tun pflegt. Es ist ein Teufelskreis: Denn das kräftige Pressen sorgt wiederum dafür, dass die Hämorrhoiden noch mehr Blut erhalten, also noch weiter in ihrer Größe zunehmen. Schließich werden sie so groß, dass sie mit dem Stuhl aus dem After herausgepresst werden. Diese oft kirschgroßen Gebilde kann man dann nicht mehr manuell zurückschieben.

Prüfen Sie Ihre Lebensgewohnheiten

Nehmen Sie regelmäßig Abführmittel ein?

Überlegen Sie bitte genau, welche Mittel es sind, und machen Sie sich klar, seit wann und in welcher Dosierung Sie diese Medikamente einnehmen. Die regelmäßige Einnahme von Abführmitteln kann mit zu krankhaft veränderten Hämorrhoiden führen.

Haben Sie in letzter Zeit Ihre Ernährung geändert?

Denken Sie nach und schreiben Sie sich am besten auf, was Sie so in der Regel essen. Vergessen Sie auch nicht die Mittagspause im Büro oder Ihre Essgewohnheiten auf Reisen. Könnte es sein, dass Sie aus Zeitdruck öfters oder regelmäßig Fastfood (Pommes frites, Hamburger oder Ähnliches) zu sich nehmen?

Hat sich Ihre Lebensweise verändert?

Versuchen Sie, sich in einer ruhigen Minute Rechenschaft über Ihren Tagesablauf zu geben. Sitzen Sie sehr häufig hinter dem Steuer? Haben Sie besonderen Ärger bei der Arbeit oder im Privatleben? Stehen Sie unter Prüfungsstress? Fühlen Sie sich von einer Aufgabe oder Situation überfordert?

Leiden Sie ab und zu oder gar regelmäßig unter Verstopfung?

Als normal gilt, wenn man zwischen ein bis dreimal am Tag, aber auch wenn man nur bis zu einmal alle drei Tage festen Stuhlgang hat.

Welche Festigkeit hat Ihr Stuhl?

In der Regel sollte der Stuhl weich geformt sein, damit Sie ihn nicht unter Anstrengung auspressen müssen. Ist er zu hart, muss man besonders kräftig pressen, und gerade dies begünstigt die Entstehung von Hämorrhoiden. Zu harter Stuhl ist die Folge einer falschen Ernährung. Aber auch ständiger Durchfall belastet die Analregion.

Was sind Hämorrhoiden und wie entstehen sie?

Welche Beschwerden haben Sie?

Hellrotes Blut kann auf dem Stuhl aufgelagert sein, sich am Toilettenpapier befinden, in der Klosettschüssel sein oder die Unterwäsche beschmutzen.

Ist Ihnen hellrotes Blut beim Stuhlgang aufgefallen?

Es kann passieren, dass einem – besonders beim Bücken, Niesen oder Husten – unwillkürlich Gase, Schleim oder flüssiger Stuhl aus dem Darm entweicht. Leidet man unter Durchfall, so ist dies ganz normal. Passiert es aber häufiger, deutet das auf eine mögliche Stuhlinkontinenz hin, die auf krankhaft veränderte Hämorrhoiden zurückgehen kann.

Haben Sie festgestellt, dass Sie manchmal den Schließmuskel nicht ganz unter Kontrolle halten können?

Häufig verspürt man nach dem Stuhlgang ein Jucken oder Brennen, und man hat das Gefühl, dass die Afterschleimhaut feucht ist, obwohl man den After nach dem Stuhlgang gereinigt hat.

Haben Sie ein juckendes, brennendes oder nässendes Gefühl in der Afterregion?

Bei krankhaft vergrößerten Hämorrhoiden treten beim Stuhlgang Schmerzen auf, die anschließend eine Weile oder sogar länger andauern können. Auch beim längeren Sitzen kann es zu Schmerzen kommen.

Haben Sie Schmerzen beim Stuhlgang oder auch sonst in der Analgegend?

Ein „blinder" Druck oder gar ein Fremdkörpergefühl im Analkanal deutet mit Sicherheit auf krankhafte Hämorrhoiden hin. Die stark vergrößerten Schwellkörper drücken in diesem Fall auf die Darmwand.

Empfinden Sie oft Stuhldrang, ohne wirklich Stuhlgang zu haben?

Dieser Befund ist typisch für krankhaft vergrößerte Hämorrhoiden, die beim Stuhlgang nach außen treten. Man kann sie mit dem Finger wieder vorsichtig zurückschieben.

Haben Sie am After einen Knoten oder eine Schwellung ertastet?

Was sich hinter Hämorrhoiden sonst noch verbergen kann

Andere Analerkrankungen Die Symptome für krankhaft vergrößerte Hämorrhoiden – Juckreiz, Brennen, Nässen und Schmerzen in der Analgegend – sind eindeutig, jedoch müssen nicht immer die Hämorrhoiden schuld sein an den Beschwerden. Es gibt leider eine ganze Reihe von Analerkrankungen, deren Symptome genau die gleichen sind.

Wer zum ersten Mal bei sich plötzlich einen Knoten im After feststellt und noch nie unter krankhaft vergrößerten Hämorrhoiden gelitten hat, ist zuerst einmal entsetzt. Zwar ist sein Hämorrhoidalleiden bei einem solchen Schwellkörpervorfall bereits weit fortgeschritten, doch eine Katastrophe ist dieser Befund trotzdem nicht. Freilich kann in seltenen Fällen dieser Knoten auch eine andere Ursache – etwa ein Abszess oder ein Polyp – haben, die einer anderen und raschen Behandlung bedarf. Ebensowenig muss der lästige und hartnäckige Juckreiz in der Analgegend immer auf Hämorrhoidalprobleme zurückgehen; es kann sich auch um eine Infektion durch Bakterien oder Pilze handeln. Und Schmerzen beim Stuhlgang müssen auch nicht immer mit den Hämorrhoiden zusammenhängen. Eine Analfissur – also längliche Einrisse in der Innenhaut des Darmausgangs – kann ebenso heftige Schmerzen verursachen und zu ernsthaften Gesundheitsstörungen führen, wenn sie unbehandelt bleibt.

Nicht nur Hämorrhoidalerkrankungen können Schmerzen in der Analregion auslösen, aber nur eine ärztliche Untersuchung kann die genauen Ursachen feststellen.

Analfissuren

Genauso lästig und schmerzhaft wie die vergrößerten Hämorrhoidalknoten sind die längs gerichteten Einrisse der Schleimhaut des Darmausgangs. Die Schmerzen können beträchtlich sein und sich bis in den Rücken ziehen. Meistens beginnen sie beim Stuhlgang und dauern bis über eine Stunde. Aus Angst vor dem Schmerz halten viele Patienten den Stuhl zurück, wobei dieser weiter eingedickt und die dann doch erfolgende Darmentleerung die Schleimhautschädigung noch mehr reizt und damit neue Schmerzen hervorruft.

Eine Fissur ist nichts anderes als ein Geschwür, also ein schlecht heilender Oberflächendefekt der Schleimhaut mit einem daruntergelegenen entzündlichen Prozess. Wenn eine solche Fissur längere Zeit besteht, kann sie chronisch werden.

Ursache für eine Fissur ist einerseits eine Reizung der Schleimhaut infolge harten Stuhls. Die dabei auftretenden Schmerzen bewirken, dass sich der Schließmuskel verkrampft und damit das Analgewebe mit der geringfügigen Oberflächenverletzung schlecht durch-

Helene S., 48 Jahre, geht wegen Hämorrhoiden zum Arzt

Fünf Monate lang bemerkte Helene S. nach dem Stuhlgang gelegentlich hellrotes Blut am Toilettenpapier, manchmal auch auf dem Stuhl selbst. Sie dachte sofort an Hämorrhoiden, weil ihr Vater auch viele Jahre darunter gelitten hatte. Da sie keine Schmerzen empfand, kaufte sie in der Apotheke eine Salbe, die eine Zeit lang auch ganz gut half. Die Blutungen wurden aber immer häufiger, und so ging Helene S. endlich zum Arzt. Hämorrhoiden 3. Grades waren rasch diagnostiziert, doch die vorsichtshalber durchgeführte Enddarmspiegelung ergab, dass sich im Enddarm zusätzlich ein bösartiger Tumor befand. Die Patientin hatte Glück: Gerade noch im rechten Augenblick konnte man den Tumor entfernen.

blutet wird. Dieser Tatbestand erschwert es aber der Schleimhaut, sich nach der Verletzung rasch wieder zu regenerieren. Zusätzlich können winzige Stuhlreste in die offene Wunde geraten und so eine Entzündung des Gewebes hervorrufen.

Das Problem liegt nun darin, dass die an sich harmlose Verletzung nie richtig ausheilen kann, weil es bei erneutem Stuhlgang zu denselben Folgen kommt. Ja, diese Situation wird sogar noch verstärkt, weil der Patient aus Angst vor dem Schmerz den Stuhl womöglich zurückhält, dieser verhärtet und dann bei der Ausscheidung die lädierte Schleimhautstelle erneut reizt.

Große innere Hämorrhoiden können ebenfalls zu Afterrissen führen, weil durch die Blutstauung in den Schwellkörpern die Haut sehr angespannt und damit durch harten Stuhl sehr verletzlich ist und einreißen

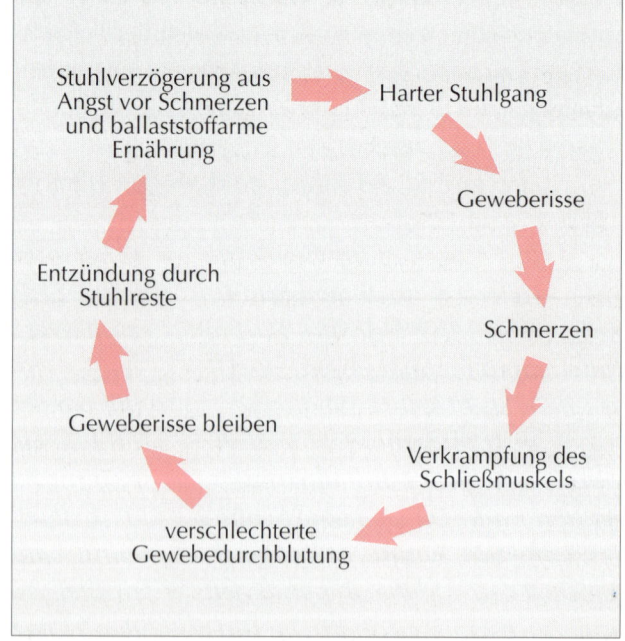

Analfissuren sind das Ergebnis eines Teufelskreises: Harter Stuhlgang verletzt das Analgewebe. Der Schmerz dabei verkrampft den Schließmuskel, der die Gewebsdurchblutung verschlechtert und damit die Reparatur der Verletzung hinauszögert oder verhindert. Die Angst vor Schmerzen führt zu Verstopfung. Der harte Stuhl reizt die verletzte Hautstelle erneut. Stuhlreste rufen in den Analrissen Entzündungen hervor. Und dies wiederholt sich ständig.

kann. Aber auch eine hartnäckige Verstopfung, die zu einem mächtigen Stuhlpfropf führt, kann Risse im Analkanal herbeiführen: Wird ein dicker Stuhlbrocken aus dem Darm ausgepresst, kann dessen harte Oberfläche leicht die sensible Schleimhaut beschädigen. Wird das Gewebe, wie vorhin erläutert, nicht ausreichend durchblutet, bleibt die Hautverletzung erhalten: Die Schmerzen beim nächsten Stuhlgang bleiben, das Gewebe wird noch schlechter durchblutet, weitere Entzündungen kommen dazu.

Eine Analfissur ist ein schmerzhafter länglicher Einriss in der Schleimhaut des Darmausgangs.

Auch infolge psychischer Belastungen kann die Schließmuskelspannung erhöht sein, was ebenfalls dazu führt, dass das Analgewebe schlechter durchblutet wird. Infolge dieser Mangeldurchblutung ist dann das Gewebe in seiner Regenerationsfähigkeit herabgesetzt, wodurch die Schleimhaut nicht fähig ist, die Risse zu reparieren. Dies ist die beste Veraussetzung, dass kleine Schleimhauteinrisse, wie sie immer einmal vorkommen können, zu richtigen Geschwüren ausarten können.

Eine falsche, nämlich balaststoffarme Ernährung führt zusätzlich zu Verstopfung und hartem Stuhl und trägt dazubei, den Teufelskreis in Gang zu halten.

Abszesse und Fisteln

Unter einem Abszess versteht man eine abgegrenzte Eiteransammlung in einem durch Gewebseinschmelzung entstandenen Hohlraum im Gewebe. Der Abszess ist, solange er nicht nach außen durchbricht, in sich geschlossen. Auf der Hautoberfläche erscheint er mitunter als knotenartige Erhöhung, die manchmal etwas gerötet ist und sich – wegen des Entzündungsprozesses – warm anfühlen kann.

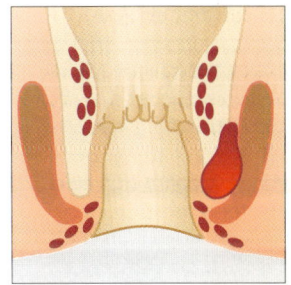

Bei einem Analabszess ist der Entzündungsprozess in einem Gewebehohlraum abgekapselt.

Eine Fistel dagegen ist zwar ebenfalls mit Eiter, Gewebsresten und Bakterien gefüllt, sie führt aber aus dem Gewebe nach außen. Abszesse sind sehr schmerz-

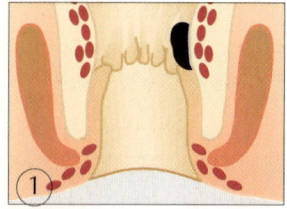
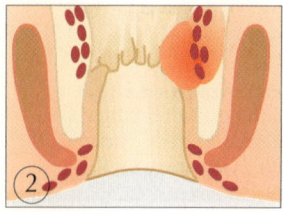
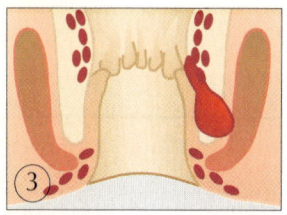
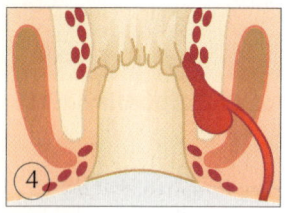

So entsteht ein Analabszess: In einer Afterbucht bleibt Kot hängen (1), die Stelle entzündet sich (2), die Entzündung kapselt sich als Abszess ab (3), der Abszess bahnt sich einen Gang nach außen und entleert seinen Inhalt (4). Damit ist der Abszess zur Fistel geworden.

haft, weil die völlig im Gewebe eingekapselte Entzündung auf die umliegenden Nervenenden Druck ausüben. Fisteln dagegen bereiten fast nie Schmerzen; sie sind mit einem eitrigen Nässen verbunden, da ihr Inhalt aus dem Gewebekanal heraustreten kann.

Abszesse im Analbereich entstehen häufig in kleinen Ausbuchtungen in der Rektalschleimhaut. In diesen taschenförmigen Gebilden können sich leicht winzige Stuhlreste ablagern, die eine Entzündung provozieren. Und diese kann sich dann im Laufe der Zeit höhlenartig ausbreiten und so zu einem Abszess führen.

Mit einem Abszess ist nicht zu spaßen

Abszesse können sehr gefährlich werden, weil die Infektion um sich greifen und so größere Bezirke einnehmen kann. Im schlimmsten Fall kann es sogar zu Fieber und zu einer den gesamten Körper beeinträchtigenden Infektion kommen.

In der Regel entwickelt sich ein Abszess viel rascher und dramatischer als Hämorrhoiden, nämlich in drei bis zehn Tagen, und äußert sich durch starke Schmerzen und Hautspannungen. Verbunden ist diese Erkrankung mit einem allgemeinen Krankheitsgefühl und manchmal sogar mit Fieber.

Wird der Abszess nicht behandelt, bricht er von selber auf und sein Inhalt ergießt sich ins Rektum oder um den After herum. Sowohl Abszesse als auch Fisteln müssen unbedingt chirurgisch behandelt werden, wenn man größere Komplikationen vermeiden will.

Äußere Hämorrhoiden (Analthrombosen)

Der Laie bezeichnet diese Anschwellungen gerne als äußere Hämorrhoiden. Sie treten plötzlich auf und ohne Vorwarnung. Verbunden ist das Ereignis mit einem heftigen, dumpfen Schmerz und ist deshalb kaum zu übergehen. Im After fühlt man die Ursache: ein rundliches Gebilde in Größe einer Kirsche; es kann auch fast pflaumengroß sein. Der Knoten fühlt sich fest an und unterscheidet sich darin von einer normalen vergrößerten Hämorrhoide. Wenn man dagegen eine aus dem After vorgefallene Hämorrhoide berührt, drückt man dabei den Blutstau zurück und hält dann nur noch die weiche Gefäßhaut zwischen den Fingern.

Äußere Hämorrhoiden sind im eigentlichen Sinne keine Hämorrhoiden, denn sie entstehen nicht infolge einer Anschwellung des arteriovenösen Geflechts, das dann im fortgeschrittenen Stadium auch bis in den Analkanal vorfallen kann. Äußere Hämorrhoiden sind Thrombosen am Analrand, wo Venen unter der Haut die Analöffnung umgeben.

Wie eine Analthrombose entsteht, weiß man noch nicht genau. Es wird aber vermutet, dass starkes Pressen beim Stuhlgang oder übermäßiger Druck auf den Genitalbereich, wie er etwa beim Radfahren entsteht, eine Analthrombose hervorrufen kann. Es ist zwar bekannt, dass Männer weitaus häufiger unter dieser Thrombosenart leiden als Frauen, aber auch dafür gibt es bislang noch keine Erklärung. Einige Untersuchungen haben gezeigt, dass vielleicht auch bestimmte Wetterbedingungen die Entstehung von Analthrombosen fördern können.

Auch wenn man die genauen Ursachen dieser Thrombosen noch nicht kennt, so weiß man doch, dass im Blutgefäßgeflecht ein kleiner Riss entsteht, der spontan mit einem Blutpropfen – dem Thrombus – abgedichtet wird.

Das Erscheinungsbild solch einer Analthrombose ist so eindeutig, dass es der Arzt sofort erkennen kann: Durch die Haut schimmert bläulich der Knoten des geronnenen Blutes. Nach ein paar Tagen verändert sich

> Für den Arzt ist es wichtig, äußere von inneren Hämorrhoiden genau zu unterscheiden, weil sich die Behandlung beider Arten beträchtlich unterscheidet, besonders hinsichtlich chirurgischer Maßnahmen.

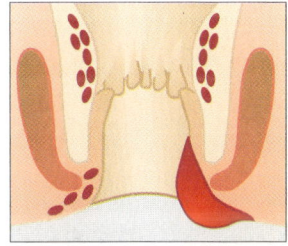

Im Gegensatz zu inneren Hämorrhoiden sind die Analthrombosen mit Blut gefüllte Anschwellungen am Analrand.

aber das Bild: Der Knoten bricht auf und lässt jetzt einen deutlichen Blick auf das Blutgerinnsel zu. Aus dieser entstandenen Öffnung sickert dann Gewebsflüssigkeit und Eiter.

Beschwerdefrei, aber störend: Marisken

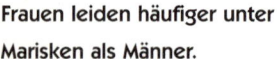
Frauen leiden häufiger unter Marisken als Männer.

Marisken sind schlaffe, feigenartige Hautfalten am After, die häufig bei Männer und Frauen über dem fünfzigsten Lebensjahr vorkommen. Sie können sowohl einzeln in Erscheinung treten als auch den After wie ein Kranz umgeben. Ihre Größe ist vergleichbar mit der einer Linse; es gibt aber auch kastaniengroße Gebilde. Als Ursache vermutet man äußere Hämorrhoiden.

Marisken verursachen zwar kaum Beschwerden, sie behindern allerdings die Analhygiene, weil nach dem Stuhlgang der After schwer zu säubern ist. So kann es zu entzündlichen Prozessen kommen, die mit Juckreiz, Nässen oder Schmierblutungen verbunden sind. In diesem Fall ist natürlich eine Behandlung notwendig, die die Entzündung angeht, eventuell sind auch chirurgische Maßnahmen ins Auge zu fassen.

Darmvorfall

Auf den ersten Blick ähnelt das Bild eines Darmvorfalls (Darmprolaps) einer nach außen gepressten Hämorrhoide, freilich treten hierbei die unteren Enddarmteile durch den After nach außen.

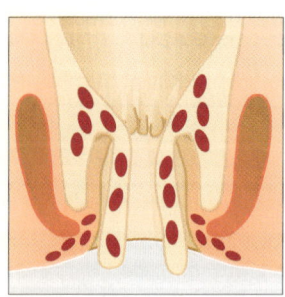
Bei einem Darmvorfall treten Teile des unteren Enddarms aus dem After heraus. Ein leichter Vorfall zieht sich von alleine wieder zurück.

Wie bei den Hämorrhoiden unterscheidet man auch beim Darmvorfall verschiedene Stadien, je nachdem, ob das vorgefallene Darmstück von außen überhaupt sichtbar ist oder ob es von alleine wieder in den After zurückgleitet beziehungsweise mit den Fingern zurückgeschoben werden kann. Beim letzten Stadium kann der Darmvorfall nicht mehr von Hand rückgängig gemacht werden.

Wenn man Stuhl und Winde nicht mehr kontrollieren und halten kann

Der Mediziner spricht dabei von Stuhlinkontinenz, also der teilweisen oder gänzlichen Unfähigkeit eines Menschen, seinen Darminhalt kontrolliert abzugeben. Man unterscheidet dabei drei Stadien. Das erste Stadium ist durch die Unfähigkeit, zwischen Winden und dünnem Stuhl zu unterscheiden und den Abgang von Winden zu kontrollieren, gekennzeichnet. Im zweiten Stadium kann der Patient dünnen Stuhl nicht mehr kontrollieren. Im dritten Stadium besteht ein umfassender Verlust der Kontrolle über die Darmentleerung.

Stuhlinkontinenz ist ein grundsätzliches Problem bei kleinen Kindern und älteren Menschen, aber auch in allen anderen Altersstufen kann es zum Verlust dieser Fähigkeit kommen. Ursachen dafür gibt es zahlreiche, von Verletzungen und Querschnittlähmung bis hin zu schweren Tumorerkrankungen oder Hirnstörungen. Aber auch bei Hämorrhoidalleiden ist die Stuhlinkontinenz eine unangenehme Begleiterscheinung.

Eine Stuhlinkontinenz kann durch verschiedene Krankheiten hervorgerufen werden.

Entzündete Afterschleimdrüsen

Dumpfe Dauerschmerzen, die sich während des Stuhlgangs steigern, sich anschließend aber sofort wieder verringern, können auf eine Entzündung der Afterschleimdrüsen hinweisen. Diese Drüsen sitzen im Analkanal und sondern Schleim ab, der bewirken soll, dass der Stuhl durch den vom Schließmuskel eng umfassten Analkanal gleichmäßig und sanft nach außen befördert wird. Diese Drüsen können sich verstopfen und dann entzünden.

Der Arzt kann bei einer Inspektion des Enddarmbereichs mit dem Proktoskop diesen Defekt leicht feststellen, und auch mit dem Finger ist eine entzündete, geschwollene Drüse gut zu ertasten.

Entzündungen des Darmausgangs

Entzündungen und Reizungen Wenn es Sie am Darmausgang juckt und die umliegende Haut entzündet ist, müssen nicht unbedingt krankhafte Hämorrhoiden oder die auf den vorhergehenden Seiten beschriebenen Darm- und Analerkrankungen die Ursache sein.

Dass die Selbstdiagnose Hämorrhoiden, wenn es am After juckt, nicht immer zutreffen muss, beweisen die Informationen dieser Seiten. Besonders der Juckreiz ist ein Symptom für unzählige Störungen wie Reizungen, Entzündungen und Infektionen.

Entzündungen des Enddarms und des Darmausgangs

Wenn die Innenhaut des Enddarms gereizt oder entzündet ist, äußert sich dies in Symptomen wie häufigem, manchmal auch blutigem Durchfall, kolikartigen Bauchschmerzen, Afterkrämpfen und einem beeinträchtigten Allgemeinzustand.

Ursachen können Infektionen sein, die auch durch sexuelle Betätigung übertragen werden, wie beispielsweise Lues oder Gonorrhö. Auch eine Herpesinfektion im Genitalbereich ist möglich.

Afterekzeme

Ekzeme kann es auf dem ganzen Körper geben, das Afterekzem ist allerdings eine Sonderform, die sich auf den Raum um den After beschränkt. Das Symptom ist ein nachhaltiger Juckreiz, der den Patienten verständli-

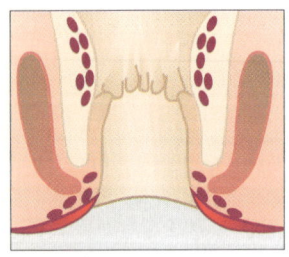

Ein Afterekzem betrifft die Hautoberfläche der Analregion und äußert sich durch einen starken Juckreiz.

cherweise immer wieder zum Krazten veranlasst. Dies freilich beschädigt die empfindliche Haut der Analzone und macht Infektionen möglich, die das Ekzem nur weiter verschlimmern.

Ursachen gibt es sehr viele. Manchmal tritt ein Analekzem als Folgeerkrankung eines Hämorrhoidaldefekts oder einer Darmentzündung auf. Häufig ist die Ursache aber eine Überempfindlichkeitsreaktion gegenüber bestimmten Stoffen, die in oder an den Körper gelangen. Dies können bestimmte Lebensmittel sein (zum Beispiel Meerestiere, Gewürze, Schokolade) oder aber auch Medikamente. Besonders häufig sind Antibiotika Auslöser eines Ekzems auch in der Analgegend.

Risse auf der Haut um das After

Krankhafte Hämorrhoiden, eine Darmentzündung oder eine nachhaltige Durchfallserkrankung infolge eines Infekts veranlassen den Enddarm dazu, übermäßig viel Schleim zu produzieren, der vom Schließmuskel nicht gänzlich zurückgehalten werden kann und so in die äußere Analgegend dringt. Auch die Einnahme von Antibiotika über längere Zeit kann den Enddarm zu dieser Schleimüberproduktion veranlassen.

Die äußere Haut um den After ist nun nicht dafür geschaffen, diesen scharfen Darmschleim folgenlos zu ertragen. Dazu liegen die Gesäßbacken zu fest aufeinander oder reiben beim Gehen gegeneinander. Hinzu kommt oft modisch enge Unterwäsche, vielleicht sogar noch aus luftundurchlässigen Kunstfasern hergestellt, die diesen Bereich nahezu hermetisch von der Luft abschirmt.

Alles in allem also ein feuchtwarmes Milieu, in dem der abgesonderte Darmschleim intensiv auf die Haut einwirken kann, diese dadurch aufweicht, zum Aufschwellen bringt – und so entstehen feine Risse, die

Mit sorgfältigen Hygienemaßnahmen und juckreizstillenden Mitteln lassen sich die Beschwerden rasch eindämmen. Wichtig ist aber, die eigentliche Ursache für die Entstehung der Risse, also die überschießende Produktion von Schleim, zu bekämpfen.

jucken. In regelmäßigen Abständen passiert noch der Stuhl diese Zone, und trotz sorgfältiger Reinigung bleiben viele Bakterien auf der Haut zurück. Diese dringen in die feinen Risse ein und rufen Entzündungen hervor. Dadurch wird der Juckreiz gesteigert, man kratzt, und alles eskaliert.

Polypen, Adenome und Tumore

Zu den häufigsten Gewebsveränderungen zählen Polypen, die sich als Knötchen oder tropfenförmige Gebilde aus der Darmschleimhaut entwickeln. Adenome wachsen auf der Schleimhaut und sind zumeist gutartige Geschwülste. In jedem Fall ist eine sofortige ärztliche Abklärung und Behandlung notwendig, denn aus diesen zuerst gutartigen Gewebsveränderungen können bösartige Tumore entstehen. Gerade im Dickdarmbereich – und natürlich auch am Darmausgang – kommen bösartige Tumore leider sehr häufig vor. Dies ist auch der Grund, weshalb man die bekannten Symptome, die an sich auf Hämorrhoiden deuten, niemals auf die leichte Schulter nehmen darf.

Wurmbefall

Auch Würmer können heftiges Afterjucken hervorrufen. Bei Kindern kennt man es, weil diese sich beim Herumkriechen und Spielen auf dem Boden keine großen Gedanken über Hygiene machen, alles anfassen und vor allem in den Mund stecken. So kann es schnell zu einer Infektion mit Madenwürmern kommen. Aber auch beim Erwachsenen sollte man die Möglichkeit eines Wurmbefalls nicht ausschließen. Wenn in Kantinen oder Restaurants beispielsweise Salat nicht sorgfältig genug gewaschen wird und damit die Wurmeier beseitigt werden, können diese durch das Essen in den Körper gelangen.

Madenwürmer können auch durch Haustiere übertragen werden. Es gibt aber Medikamente, die Mensch und Tier von diesen lästigen Parasiten befreien können.

Die Diagnose ist einfach. Betrachtet man den Stuhl in der Klosettschüssel, kann man mit bloßem Auge die etwa einen Zentimeter langen, dünnen, weiß gefärbten Würmer sehen. Man kann die winzigen Übeltäter auch erkennen, wenn man die Gesäßbacken des Patienten auseinanderzieht und den After inspiziert. Der Juckreiz im After entsteht dadurch, dass die Würmer auf der Schleimhaut sitzen und durch ihre Bewegungen diese leicht reizen.

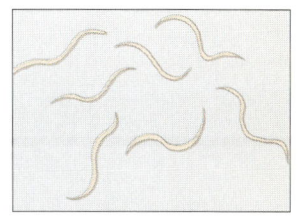

Die Larven der Madenwürmer erkennt man deutlich als wimmelnde kleine Fäden auf dem Stuhl.

Was die Analhaut reizen kann

- Übermäßiges Schwitzen, besonders bei Übergewichtigen
- Übertriebene Analhygiene (parfümierte Lotion, Seife, Creme)
- Nachlässige Analhygiene
- Wurmbefall
- Infektionen durch Bakterien oder Viren
- Pilzbefall
- Übertragung von Scheideninfektionen auf die Analregion
- Schleimüberproduktion des Enddarms durch Antibiotika-Einnahme über längeren Zeitraum
- Überempfindlichkeit gegen bestimmte Nahrungsmittel
- Kontaktallergien
- Psychische Einflüsse, Überforderung, Stress
- Stuhlinkontinenz, evtl. auch Harninkontinenz
- Systemerkrankungen wie Diabetes
- Störungen des Immunsystems
- Krankhaft veränderte Hämorrhoiden
- Darmentzündung und andere Darmerkrankungen

Bösartige Erkrankungen im Analbereich

Krebs Wir wollen hier keine unnötige Angst verbreiten, doch dieses ernste Thema unter den Teppich zu kehren, wäre sehr verantwortungslos. Allen Symptomen und veränderten Funktionen des Körpers können auch bösartige Erkrankungen zu Grunde liegen, die – zu lange ignoriert – dem Patienten das Leben kosten können.

Dieses Buch beschäftigt sich eigentlich mit Beschwerden, die durch vergrößerte Hämorrhoiden hervorgerufen werden. Doch kann man nicht so tun, als existierte im Analbereich nur die Möglichkeit, an diesen Schwellkörpern zu leiden. Die Standardsymptome – Schmerzen im Analbereich, Schmerzen beim Stuhlgang und danach, stechende oder dumpfe Schmerzen, Juckreiz, Brennen, Nässen, häufige Verstopfung – können auf vergrößerte Hämorrhoiden hinweisen, und dies trifft in den meisten Fällen auch tatsächlich zu. Doch ist es ebenso möglich, dass sich hinter den strapazierten Hämorrhoiden noch eine andere Krankheit verbirgt, beispielsweise ein Geschwür oder eine Entzündung des Darms. Die Hämorrhoiden können so zu Unrecht als Urheber der Beschwerden verdächtigt werden, obwohl eine ganz andere Ursache die Symptome hervorruft. Aus diesem Grund wollen wir auch auf die wichtigsten und häufigsten Erkrankungen des Enddarms eingehen. Hämorrhoiden lassen sich nicht isoliert behandeln.

Ein Buch ersetzt nie das Wissen und vor allem nicht die Erfahrung des Arztes. Ein Buch vermittelt Ihnen aber wichtiges Hintergrundwissen, damit Sie Ihre möglichen gesundheitlichen Probleme besser beurteilen und dem Arzt präziser mitteilen können, was für Beschwerden Sie haben.

Spielen Sie nicht selber Arzt, gehen Sie zu ihm!

Mit den vorausgegangenen Informationen verstehen Sie, wie kompliziert und vernetzt auch der so oft ignorierte Darmausgang funktioniert. Im folgenden Kapitel, in dem beschrieben wird, welche Untersuchungen der Arzt vornimmt und welche Behandlungsmöglichkeiten er wählen kann, wird verständlich, dass Symptome höchstens signalisieren, dass in der Po-Region etwas nicht stimmt und man schleunigst danach schauen lassen muss. Zuwarten kann man, wenn es sich nicht um etwas Akutes handelt, ein oder zwei Wochen. Wenn die Beschwerden verschwinden, ist es gut. Wenn sie sich aber bald wieder melden, ist Misstrauen am Platz: Gehen Sie zum Arzt! Aber achten Sie darauf, dass er Sie genau untersucht.

Wenn Sie das folgende Kapitel über die notwendigen Untersuchungsmethoden gelesen haben, wissen Sie, was er tun muss. Mit einem Gespräch allein und einem Rezept dürfen Sie sich nicht abspeisen lassen.

Es ist Ihr gutes Recht, bei Analbeschwerden von Ihrem Arzt sorgfältig untersucht zu werden, um die Ursache Ihrer Erkrankung nicht zu vermuten, sondern eindeutig feststellen zu können und um andere, möglicherweise bösartige Erkrankungen bestmöglich auszuschließen.

Auch bösartige Tumore sind heilbar!

Selbst im Analbereich können Tumore vorkommen, auch bösartige. Wenn Sie häufig Stuhldrang verspüren, ohne wirklich auf die Toilette zu müssen, oder wenn Sie das Gefühl haben, in Ihrem After stecke ständig etwas, dann sollten Sie dies nicht harmlos reden und mit Salben herumlaborieren. Lassen Sie sich untersuchen!

Manche Menschen bemerken durchaus Veränderung an ihrem Körper, die sie alarmieren sollten, doch die Angst vor einer Untersuchung oder der Wahrheit lässt sie den Kopf in den Sand stecken. Proktologische Untersuchungen tun nicht weh. Und wenn tatsächlich eine bösartige Krankheit vorliegt, kann man heute sehr oft helfen. Nur braucht es rasches Handeln!

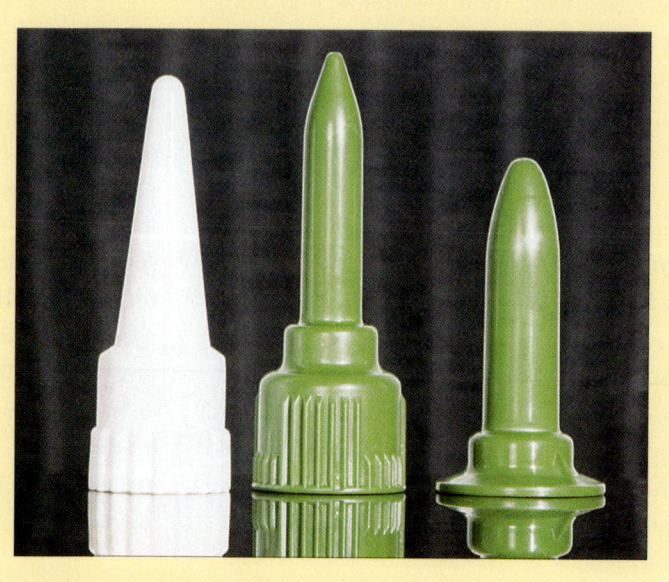

Wie werden Hämorrhoidalleiden diagnostiziert und behandelt?

Krankhafte Hämorrhoiden zu diagnostizieren ist für den Arzt kein Problem, und eine genaue Diagnose ist für die erfolgreiche Behandlung die Voraussetzung. Freilich genieren sich viele Menschen, mit solchen Problemen zum Arzt zu gehen. Dieses Kapitel zeigt, wie unkompliziert der Gang zum Arzt ist und wie schnell Sie auf diese Weise Ihr Problem in den Griff bekommen.

Tabuthema 46	Sklerosierung 62	
Arztfragen 45	IR-Koagulation Kryotherapie 65	
Allgemeine Untersuchung 46	Gummiband-Ligatur 68	Analabszess 73
Koloskopie 52	Operationsmethoden 68	Darmvorfall 74
Hämorrhoidenmittel 54	Analfissuren 70	Inkontinenz 75
Kälte, Wärme, Analdehner 59	Thrombosen 72	Schwangerschaft 76

Keine Angst vor dem Arztbesuch!

Tabuthema Auch in unserer sich so aufgeklärt gebenden Zeit, wo es beispielsweise kaum noch sexuelle Tabus gibt, ist die Körperregion, die für Ausscheidungen zuständig ist, im öffentlichen Gespräch – und wahrscheinlich auch im privaten – immer noch ein äußerst verschwiegenes Terrain. Dies auch, wenn es um körperliche Fehlfunktionen, um Krankheiten, geht.

Angst vor dem Arzt hat heute kaum noch jemand, im Gegenteil: Wegen jedem Schnupfen und Husten sucht man den Hausarzt auf oder rennt eigenmächtig gleich zum Facharzt, den man als Spezialisten für sein Problem für zuständig hält. Wenn es aber um Beschwerden geht, die die Analregion betreffen, gibt sich mancher eigenartigerweise recht zimperlich.

Der Darmausgang, die hässliche Zone

Wir tolerieren es nicht nur, wir halten es für ganz selbstverständlich, in den Medien mit dem nackten oder dem erotisch sparsam bekleideten Menschen konfrontiert zu werden. Mit der Nacktheit sind wir bestens vertraut, auch wenn der eine oder andere Zeitgenosse über diese moderne Freizügigkeit den Kopf schütteln mag. Aber zumindest wundert sich keiner mehr darüber.

Auch einen schönen Frauen- oder Männerpo in Illustrierten, auf Werbeplakaten, auf der Theaterbühne oder im Film halten wir für einen Lichtblick. Und jeder, der glaubt, er könne sein Hinterteil noch einigermaßen der

Sex ist „in", aber über Hämorrhoiden spricht man nicht.

Wie werden Hämorrhoidalleiden diagnostiziert und behandelt?

Öffentlichkeit feilbieten, zwängt sich in einen Minibikini oder einen raffinierten Badeanzug mit hohem Beinausschnitt. Nur, dass zwischen diesen so gerne als erotische Stimulanz akzentuierten Gesäßbacken nach außen unsichtbar der Darmausgang mündet, ignorieren wir. Und wehe, wenn just diese Stelle leidliche bis höllische Beschwerden macht.

Über Analerkrankungen spricht man nicht

Die Symptome kennt fast jeder Zweite in der Bevölkerung: Juckreiz, Brennen, Schmerzen, und dies beim Stuhlgang und danach und auch mal zwischendurch. So rasch man sich bei Halsschmerzen beim Arzt einen Termin geben lässt, so zögerlich reagieren viele, wenn das andere Ende des Verdauungstraktes Schwierigkeiten zu machen scheint. Oft verschweigt man selbst dem Lebenspartner oder der Familie diese Probleme, denn im Unterbewusstsein hält man diese Region für schmutzig und unappetitlich.

Es ist schon eigenartig: Den Rücken lässt man sich vom Partner gerne einreiben, der Gedanke aber, den anderen zwecks einer hilfreichen Verrichtung an den Hinterausgang zu bitten, ist für die meisten schlichtweg absurd, ja eine Zumutung.

Die Folgen kann man sich an fünf Fingern abzählen: Wer unter den besagten Symptomen zu leiden beginnt, ignoriert sie anfangs und sucht dann später, wenn die Beschwerden zu lästig werden, verschämt Rat in Illustrierten- und Zeitungsinseraten, in denen wohl gerade aus diesem Grund ständig todsichere Gels und Salben angeboten werden – im diskreten Nachnahmeversand.

Vielleicht riskiert der eine oder andere gerade noch einen Besuch in der Apotheke und lässt sich kommentarlos „irgendetwas" gegen Hämorrhoiden verkaufen. Und damit laboriert man einige Zeit lang, leidet, erlebt

Mit einer Do-it-yourself-Therapie riskieren Sie möglicherweise, dass sich Ihre Analbeschwerden noch verschlimmern.
Deshalb: Gehen Sie lieber gleich zum Arzt!

durchaus auch Ruhephasen seiner Plagen und glaubt dann erfreut, man hätte die Sache jetzt im Griff. Und ein Jahr später fängt alles von neuem an. Nur wenn es gar nicht mehr anders geht, wenn man plötzlich im After einen großen Knoten fühlt, der von alleine nicht mehr zurückgeht, oder gar Blut in der Toilettenschüssel auftaucht, dann entschließt man endlich schweren Herzens, sich einem Arzt anzuvertrauen.

Unnötige Belastung

Dieses Verhalten ist ausgesprochen töricht und der eigenen Gesundheit gegenüber verantwortungslos. Man sollte sich auch bei Symptomen, die bei vergrößerten Hämorrhoiden gang und gäbe sind, niemals damit beruhigen, dass es sich um harmlose Hämorrhoiden handelt. Dies trifft zwar in den meisten Fällen zu, aber es kann sich auch um schwere Erkrankungen handeln, die eine unverzügliche Behandlung erforderlich machen.

Nur der Arzt, der den Darmausgang mit seinen Hilfsmitteln genau untersucht, kann sagen, wo die Probleme liegen. Und wenn sich herausstellen sollte, dass es sich um eine ernsthafte Gesundheistörung handelt, ist die frühzeitige Diagnose der einzige Weg zur wirklichen Hilfe. Wenn bei der Untersuchung aber herauskommt, dass es „nur" Hämorrhoiden sind, ist das ein Grund zur Freude und Erleichterung.

Und zudem: Die Behandlungsempfehlungen des Arztes ersparen unnützes Leiden und langes Herumprobieren mit häufig obsoleten Mitteln. Krankhaft veränderte Hämorrhoiden zu bekämpfen und zu heilen, gehört zur Routine jedes erfahrenen Mediziners. Das Heil liegt nicht in Salben, denn diese kurieren nicht die körperliche Fehlfunktion, sondern lindern nur die Symptome. Hämorrhoiden aber müssen konsequent – und mit den richtigen Mitteln – behandelt werden.

Wenn Sie Schmerzen beim Stuhlgang haben, ein Jucken und Brennen im After verspüren und den Verdacht haben, dass an Ihrem Darmausgang etwas nicht so ist, wie es einmal war und sein sollte – nämlich problemlos und unauffällig –, gehen Sie bitte in den nächsten Tagen zu Ihrem Arzt.

Was der Arzt alles wissen sollte

Arztfragen Wenn Sie sich zum Arztbesuch durchgerungen haben, sollten Sie sich vorher über ein paar Punkte Gedanken machen, die bei Aufnahme der Krankengeschichte zur Sprache kommen.

Der Arzt wird Sie zu folgenden Punkten detailliert befragen. Sagen Sie alles, was Ihnen aufgefallen ist.

- *Häufigkeit und Beschaffenheit des Stuhlgangs:* Wie häufig und wie regelmäßig haben Sie Stuhl? Ist er weich oder hart? Ist er zuerst hart und danach weich? Geht mit dem Stuhl manchmal Schleim ab?
- *Veränderungen der Stuhlgewohnheiten:* Hat sich im Vergleich zu früher etwas verändert? Ist Ihr Stuhl jetzt unregelmäßig oder dünner als früher?
- *Blut im Stuhlgang:* Wie oft haben Sie Blut beobachtet? Ist es viel oder wenig Blut? Ist das Blut hellrot, befindet es sich in der Unterwäsche, am Toilettenpapier oder ist es dem Stuhl aufgelagert? Ist dem Stuhl dunkles, fast schwarzes Blut beigemischt?
- *Schmerzen:* Treten die Schmerzen beim Stuhlgang auf? Wie lange halten sie an? Gibt es auch unabhängig vom Stuhlgang anfallartige Schmerzen im Analbereich? Haben Sie erst seit kurzem Schmerzen?
- *Vorfall:* Können Sie nach dem Stuhlgang ein knotenartiges Gebilde am After fühlen? Befindet es sich ständig dort oder verschwindet es wieder?
- *Juckreiz:* Juckt es nach dem Stuhlgang oder auch nachts, besonders im Bett und bei Wärme?

Trotz einer Inspektion des Analbereichs ist Ihr Arzt auf möglichst umfassende und genaue Angaben über Ihre Beschwerden und Stuhlgewohnheiten angewiesen.

In manchen Arztpraxen erhalten Sie im Wartezimmer einen Fragebogen. Es kann sein, dass Sie nicht alles verstehen, deshalb scheuen Sie sich nicht, beim Arzt diese Punkte anzusprechen.

Wie Sie der Arzt untersucht

Allgemeine Untersuchung **Die eigentliche Untersuchung besteht darin, dass der Arzt den Analbereich genau inspiziert und auf anatomische Veränderungen achtet. Dazu stehen ihm verschiedene Methoden zur Verfügung.**

In diesen Positionen untersucht der Arzt die Analregion des Patienten:

Für die körperliche Untersuchung müssen Sie sich in eine bestimmte Position auf den Untersuchungstisch legen, damit der Arzt bequemen Zugang zum Darmausgang hat. Wahrscheinlich ist dies die Situation, vor der sich mancher Patient scheut.

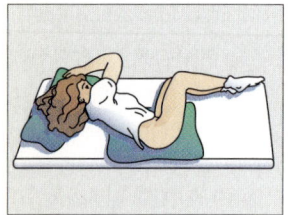

Linksseitenlage

Keine falsche Scham wegen der Untersuchungsposition

Wir wollen Ihnen ausführlich schildern, was jetzt mit Ihnen geschieht: Sie werden sehen, dass alles halb so wild und überhaupt nicht unangenehm ist. Frauen haben dabei einen Vorteil und sind weniger zimperlich als Männer, denn sie kennen doch von ihren Besuchen beim Frauenarzt her ähnliche Untersuchungslagen.

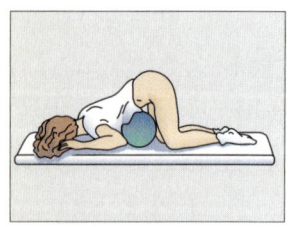

Knie-Ellbogen-Lage

Welche Position Sie der Arzt einzunehmen bittet, hängt davon ab, welche Untersuchungsmöglichkeiten ihm zur Verfügung stehen. Der Hausarzt wird in der Regel nur über eine einfache Untersuchungsliege verfügen, und so bietet sich bei ihm die Linksseitenlage an. Die beiden anderen Positionen sind nur möglich, wenn spezielle Untersuchungsstühle vorhanden sind.

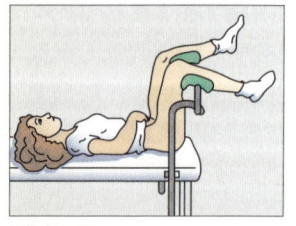

Rückenlage

Bei allen drei Möglichkeiten hat der Arzt freien Zugang zum Darmausgang. Sie können überzeugt davon sein, dass der Arzt und seine Assistenten eine solche Untersuchung vom mit größter Diskretion und Selbstverständlichkeit vornehmen und Ihren verständlichen Anspruch auf Würde respektieren.

Die erste Inspektion von außen

Zuerst betrachtet der Arzt die Region des Darmausgangs von außen: Dazu werden die Gesäßbacken leicht gespreizt. Jetzt kann er bereits äußere Hämorrhoiden, einen Darmvorfall, Warzen, Hautreizungen und Entzündungen erkennen.

Er wird Sie dann wahrscheinlich bitten zu pressen, so als ob Sie Stuhlgang machen wollten. Genieren Sie sich nicht, denn dies ist notwendig, damit sich ein möglicher Hämorrhoidenvorfall zeigt.

> Wer noch nie am Darmausgang untersucht wurde, hat vielleicht Angst davor, sich dem Arzt und seiner Helferin in der für diese Untersuchung notwendige Lage zu sehr auszuliefern. Denken Sie einfach daran, dass dies für den Arzt eine alltägliche Routine ist und er Ihre Nacktheit ganz anders wahrnimmt als Sie selbst.

Mit dem Finger wird ausgetastet

Die erste Untersuchung im Darminneren ist die Austastung. Dazu zieht sich der Arzt Latexhandschuhe an oder rollt einen Fingerling über den Zeigefinger. Etwas fetthaltige Salbe kommt als Gleitmittel an den Finger. Sie werden jetzt wieder aufgefordert, sich zu entspannen und zu pressen, als ob Sie Stuhlgang hätten. Vorsichtig tastet der Arzt mit dem Finger in einer kreisförmigen Bewegung den Darmausgang ab.

Dies ist eine sehr einfache Untersuchung, die jeder Mediziner beherrscht und die einen ersten Aufschluss über bestimmte Veränderungen in diesem vorderen Bereich ergibt. Krankhaft veränderte Hämorrhoiden lassen sich zwar damit nicht diagnostizieren, dafür aber andere Gewebsänderungen wie Verhärtungen, die auf Narbenbildung schließen lassen, die wiederum auf eine entzündlichen Prozess deutet. Ebenso kann der Arzt feststellen, ob der Schließmuskel möglicherweise sehr angespannt oder verkrampft erscheint oder ob seine Spannung sogar zu gering ist.

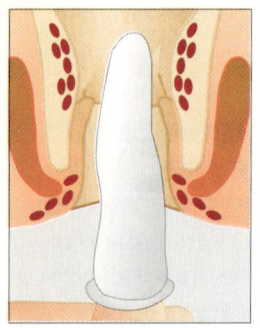

Mit dem Finger tastet der Arzt den ganzen Analkanal aus.

Diese digitale Untersuchung – digital bedeutet in diesem Zusammenhang „mit dem Finger" – mag der eine oder andere als etwas unangenehm empfinden, sie tut aber in der Regel nicht weh – außer, wenn sich eine Fissur oder Fistel im Analbereich befindet. Da Sie den Arzt im vorausgegangenen Gespräch über Ihre Beschwerden informiert haben, wird er natürlich die Möglichkeit einer Fissur bedenken und entsprechend behutsam untersuchen.

Ohne spezielle Instrumente ist eine weitere Untersuchung nicht möglich

Um den Analkanal aber genau besichtigen zu können, sind spezielle Instrumente notwendig, mit denen der Arzt ins Darminnere blicken kann. Man nennt diese Geräte Endoskope.

Mit einem einzigen Instrument freilich ist es nicht getan, weil es kein Universalgerät gibt, mit dem man sowohl den vordersten Abschnitt, also den Darmausgang, als auch den ganzen Enddarm oder gar den Dickdarm inspizieren kann. Ein Allgemeinarzt oder auch ein Internist, der sich nicht auf Enddarmerkrankungen spezialisiert hat, wird in der Regel über solche Instrumente nicht verfügen. Hämorrhoiden lassen sich aber mit dem Finger nur dann ertasten, wenn sie sehr groß und entzündet, vielleicht sogar durch einen Blutpropf (dem Thrombus) verstopft sind.

Eine weiter gehende Untersuchung ist also unumgänglich. Es kann aber sein, dass Ihr Arzt Ihnen jetzt eine entzündungshemmende und schmerzstillende Salbe verschreibt und Sie bittet, es damit erst einmal zu versuchen. Wenn Sie bislang noch keine Blutungen bemerkt haben und auch nicht unter großen Schmerzen leiden, können Sie den Therapievorschlag akzeptieren. Falls aber innerhalb der nächsten sechs bis zehn

Wie werden Hämorrhoidalleiden diagnostiziert und behandelt?

Tage keine Besserung eintritt, müssen Sie Ihren Arzt noch einmal aufsuchen und um eine weiter gehende Untersuchung bitten. Wenn er dazu nicht die notwendige Ausrüstung hat, muss er Sie an einen niedergelassenen Kollegen oder in eine Klinik überweisen.

Im Rahmen der Krebsvorsorge – dies sei hier noch der Vollständigkeit halber erwähnt – erhält der Patient einen Haemoccult-Test, den er zu Hause durchführen soll. Es handelt sich um drei Briefchen, in denen jeweils zwei Felder aufgebracht sind. Beide Felder werden nach dem Stuhlgang mit einem Spatel leicht mit Stuhl bestrichen. Man muss dieses Testmaterial aus drei aufeinander folgenden Stuhlgängen gewinnen. Der Arzt kann nun im Labor feststellen lassen, ob sich in den Stuhlproben dem bloßen Auge unsichtbares Blut befindet.

Der Haemoccult-Test ist sinnvoll, darf aber in seiner Aussagekraft nicht überbewertet werden. Er kann durchaus bei einem vorhandenen Darmtumor negativ ausfallen und im umgekehrten Fall Blut im Stuhl anzeigen, obwohl es keinen Tumor gibt.

Die Palette endoskopischer Untersuchungstechniken im Analbereich

Normalerweise wird die Untersuchung mit dem einfachsten Instrument begonnen; kompliziertere Untersuchungstechniken werden erst dann eingesetzt, wenn die erste Untersuchung zur Diagnose nicht ausreicht.

Das **Proktoskop** ist ein starres sechs bis zwölf Zentimeter langes Rohr, das vorne oder an der Seite geöffnet ist, um den Blick auf die Darmwand freizugeben. Damit der Arzt klare Sicht hat, wird der Patient vorher gebeten, mit einem Abführmittel oder Einlauf den Darm zu entleeren. Manche Instrumente haben eine Vorrichtung, mit der der Darm gespült und der Inhalt wieder abgesaugt werden kann.

Das Instrument wird mit einer Gleitcreme eingeschmiert, so dass es problemlos in den After geschoben werden kann. Auch dies ist normalerweise nicht mit Schmerzen verbunden, es sei denn, es liegt eine Fissur vor. Mit Hilfe dieses Instruments kann der Arzt auch

Bei einer Fissur kann die proktologische Untersuchung schmerzhaft sein. Der Arzt betäubt die betreffende Stelle lokal.

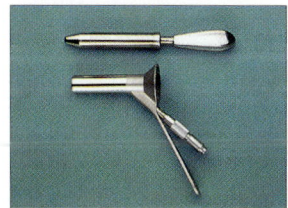

Ein vorne offenes Proktoskop mit einer Beleuchtungseinrichtung

Gewebeproben entnehmen und – worauf wir später noch ausführlich eingehen – vergrößerte Hämorrhoiden veröden oder mit anderen Techniken beseitigen.

Um den ganzen Enddarm – er ist etwa 30 cm lang – zu inspizieren, setzt der Arzt ein ebenso langes, starres Instrument, das **Rektoskop**, ein. Um eine bessere Sicht zu haben, wird etwas Luft in den Darm gepumpt, die später ohne Probleme wieder entweicht.

Normalerweise reichen diese Untersuchungsmethoden aus, um mögliche Erkrankungen im Enddarmbereich – also nicht nur Hämorrhoiden – zu diagnostizieren. Haben sich aber bei dieser Untersuchung keine befriedigende Antworten auf Blutungen, unregelmäßigen Stuhlgang oder Schmerzen ergeben, so muss auch noch der Dickdarm gespiegelt werden.

Aufwendige Darmspiegelungen

Um weiter in den Darm vorzudringen, ist eine andere Technik notwendig, bei der bewegliche Instrumente eingesetztet werden. Fiberglasbündel leiten nicht nur helles Licht in den Körper, sondern führen das Bild auch zurück. Die Instrumente besitzen einen weiteren Kanal, in den man Miniaturinstrumente einführen kann, etwa kleine Zangen, um Gewebeproben abzuzwacken, oder Schlingen, mit denen man störende Gewächse wie Polypen ohne Bauchoperation entfernen kann.

Mit dem **Sigmoidoskop** lassen sich der Enddarm und der S-förmige Dickdarm prüfen. Man gelangt mit ihm – auch wenn man nicht den gesamten Dickdarm betrachten kann – an die Stellen, an denen am häufigsten bösartige Darmtumore zu erwarten sind.

Will man den gesamten Dickdarm spiegeln, benötigt man das **Koloskop**, mit dem – Schritt für Schritt – der Dickdam bis zum Übergang in den Dünndarm endoskopiert werden kann.

Aus dem reichhaltigen Angebot von verschiedenen Endoskopen wählt der Arzt das richtige Instrument für die jeweilige Untersuchung.

Wie finde ich den richtigen Arzt?

Hämorrhoiden zu diagnostizieren und zu behandeln scheint auf den ersten Blick für einen Mediziner keine besonders anspruchsvolle Aufgabe zu sein. Damit wäre eigentlich die Frage, an welchen Arzt man sich wenden soll, hinfällig, denn jeder Mediziner müsste dazu fähig sein. Dem ist freilich nicht so. Wenden Sie sich zuerst einmal an Ihren Hausarzt, geben Sie sich aber nicht zufrieden, wenn er bei Ihnen vergrößerte Hämorrhoiden feststellt und Sie nur mit dem Rezept für eine Salbe entlässt. Falls Sie damit keinen Erfolg haben, drängen Sie auf die Überweisung zum Spezialisten.

Bei einem Facharzt für Proktologie, also für Enddarmprobleme, sind Sie sicher immer gut aufgehoben, aber auch Internisten mit gastroenterologischer Spezialisierung sind eine gute Adresse.

Es gibt auch Hautärzte, die sich auf Hämorrhoidalbehandlungen verstehen. Dies ist aber nicht selbstverständlich und relativ selten. Phlebologen, Spezialisten für Venenerkrankungen, müssten sich zwar ebenfalls bei Hämorrhoiden auskennen, sie sind aber bei anderen Darmerkrankungen – die vereint mit Hämorrhoiden auftreten oder sich hinter ihnen verbergen können – keine kompetenten Ansprechpartner.

Chirurgen sind zwar für Hämorrhoiden zuständig, aber nur dann, wenn alle konventionellen Therapiemethoden nichts gebracht haben. Mit Skalpell oder Laser sollte man erst dann ans Werk, wenn nichts anderes mehr hilft. Über die Risiken einer Operation wird noch die Rede sein. Aber nicht jeder Chirurg muss sich gerade meisterlich auf Hämorrhoiden verstehen. Ideal ist eine Innere Klinik, die sich auf die Gastroenterologie spezialisiert hat und Hämorrhoiden behandelt.

Ihr Hausarzt ist zunächst ganz bestimmt der richtige Ansprechpartner bei Hämorrhoidalerkrankungen. Er wird Sie gegebenenfalls an einen Facharzt überweisen.

Keine Angst vor der Dickdarmspiegelung

Koloskopie Manchmal ist auch im Zusammenhang mit einer Hämorrhoidalerkrankung eine Spiegelung des gesamten Dickdarms nötig, um mögliche andere Darmerkrankungen zu erkennen, aber auch um auszuschließen, dass sich im Dickdarm womöglich bösartige Tumore befinden.

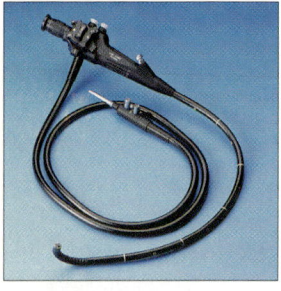

Das flexible Koloskop wird bei einer Dickdarmspiegelung durch den After in den Darm geschoben.

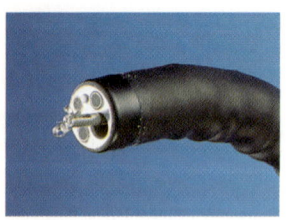

An der Spitze des Koloskops sind die Öffnungen für die verschiedenen Instrumente zu sehen.

Es ist verständlich, dass die Ankündigung einer Koloskopie, wie die Mediziner diese Untersuchung nennen, manchen Patienten verschreckt. Und zugegeben, es ist auch eine Untersuchung, die nicht ganz unkompliziert ist. Sie wird auch schon deswegen oft als unangenehm empfunden, weil sie in der Analgegend stattfindet und sich der Patient nicht zuletzt durch die zeitliche Dauer vielleicht etwas ausgeliefert vorkommt.

Wer aber eine Koloskopie hinter sich hat, weiß, dass die meisten dieser Ängste überhaupt nicht zutreffen. Besonders angenehm ist die Untersuchung zwar nicht, doch sie ist keinesfalls mit Schmerzen verbunden. Bei sensiblen Patienten spritzt der Arzt ein Beruhigungsmittel, das die Prozedur noch erträglicher macht.

Der Gang der Untersuchung

Wir wollen Ihnen hier etwas ausführlicher beschreiben, wie die Koloskopie, also die innere Betrachtung des gesamten Dickdarms, abläuft, um Ihnen mögliche Ängste zu nehmen. Wenn man nämlich einigermaßen detailliert weiß, was der Arzt mit einem anstellt, schwindet die Angst und man ist gelöst und unverkrampft.

Wie werden Hämorrhoidalleiden diagnostiziert und behandelt?

Die Koloskopie wird mit einem Endoskop durchgeführt, das aus einem dünnen Fiberglasschlauch mit zwei eingelassenen Lichtleitern besteht. Durch einen Leiter wird Licht ins Körperinnere geleitet, der andere erlaubt, von außen ins Körperinnere zu blicken beziehungsweise das Bild auf einen Fernsehmonitor abzubilden. Außerdem befindet sich im Schlauch noch ein leerer Kanal, durch den Instrumente gesteckt werden, mit denen man Gewebeproben entnehmen oder kleinere Missbildungen gleich entfernen kann. Auch Flüssigkeit, die das Bild stört, kann durch diesen Kanal nach außen abgesaugt werden.

Während der Patient auf dem Untersuchungstisch in der linken Seitenlage liegt, führt der Arzt die Instrumentenspitze vorsichtig in den After ein und schiebt sie langsam bis zum Ende des Dickdarms vor. Dies geschieht oftmals sogar unter gelegentlicher Röntgenkontrolle, die dem Arzt zusätzliche Informationen über die genaue Lage des Koloskops liefert.

Damit der Arzt imstande ist, die Darmwand genau zu inspizieren, muss der Darm von seinem üblichen Inhalt befreit sein. Man erreicht dies, indem man am Tag vor der Untersuchung ein besonders stark wirksames Abführmittel nimmt, das man speziell für diese Untersuchung verschrieben bekommt.

Wie jede Untersuchungsmethode, so ist auch eine Darmspiegelung mit einem gewissen Risiko behaftet. Wenn bei einer Spiegelung gleichzeitig Polypen abgetragen werden, kann es auch schon einmal zu einer Nachblutung kommen. In sehr seltenen Fällen kann es passieren, dass der Untersuchende mit einer Instrumentenspitze die Darmwand durchstößt. In einem solchen Notfall wird sofort operiert, um die beschädigte Stelle zu versorgen. Die Statistik besagt aber, dass eine solche Panne in nur 0,2 % aller Fälle passiert.

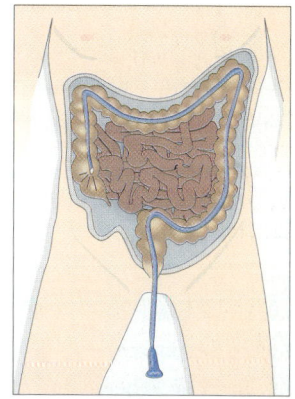

Das Koloskop wird mit dem vorderen Ende in den Dickdarm eingeführt. Am anderen Ende des Instruments kann der Arzt die bewegliche Spitze steuern und durch das Okular in den Darm blicken.

Hilfe durch Salben und Zäpfchen

Hämorrhoidenmittel Wer unter Symptomen leidet, die auf Hämorrhoidalleiden deuten, sucht in der Regel Hilfe bei Medikamenten, die man lokal anwenden kann, also Salben, Cremes, Pasten, Lösungen, Sprays und Zäpfchen. Dagegen ist nichts einzuwenden, doch sollte man wissen, wie diese Mittel wirken und dass man sie in ihrer Wirksamkeit nicht überschätzen darf.

Glauben Sie nicht alles, was in den Medien – Fernsehen, Tageszeitung, Illustriertenpresse – so steht. Besonders Anzeigen, die wahre Wundermittel gegen Hämorrhoiden versprechen, sollten Sie besonders kritisch betrachten. Vertrauen Sie lieber Ihrem Arzt und Apotheker.

Ein Mittel gegen vergrößerte Hämorrhoiden sollte nicht nur die vielfältigen Symptome lindern, sondern natürlich das Übel an der Wurzel packen, also für eine Rückbildung der Hämorrhoidalknoten sorgen. Womöglich sollte das Mittel gleich auch noch verhindern, dass es zu Rückfällen kommen kann.

Ein solches Medikament wäre ein Wunder und lässt sich wohl leider nicht entwickeln, schon deshalb nicht, weil die Verhinderung von krankhaften Hämorrhoiden weniger eine Aufgabe der Medizin als der vernünftigen Lebensweise jedes Einzelnen ist. Auch mit der Rückbildung von einmal vorhandenen, vergrößerten Hämorrhoiden werden sich äußerlich anwendbare Präparate schwer tun. Ihre Stärke ist eindeutig die Linderung vorhandener Symptome.

Medikamentenschwemme aus der Apotheke

Die Pharmaindustrie bietet eine Unzahl von Hämorrhoidenmitteln an, wobei die meisten Medikamente sich nur durch ihren Handelsnamen unterscheiden,

Wie werden Hämorrhoidalleiden diagnostiziert und behandelt?

denn wirklich sinnvolle Wirkstoffe gibt es leider nicht wie Sand am Meer. Viele Präparate sind Kombinationsmittel, das heißt, dass sie aus verschiedenen Wirksubstanzen zusammengemischt sind. Solche Kombinationen von zum Beispiel entzündungshemmenden und gleichzeitig schmerzstillenden Substanzen sind durchaus sinnvoll.

Ohne ärztliche Kontrolle sollten Sie Hämorrhoidenmittel nicht länger als einen Monat anwenden. Wenn keine Besserung eintritt: Gehen Sie sofort zum Arzt!

Ein Hämorrhoidenmittel muss ...

- **Schmerzen und Juckreiz lindern** (anästhesierende Wirkung). Zu diesen Wirksubstanzen zählen zum Beispiel Benzocain, Lidocain, Polidocanol, Quinosocain; Benzocain und Procain können allerdings häufig allergische Reaktion hervorrufen.
- die **Entzündung bekämpfen** (antiphlogistische Wirkung).
- **Blutungen stillen** (adstringierende Wirkung). Das ist besonders dann sinnvoll, wenn sich im Analbereich auf Grund von Hämorrhoiden nässende Ekzeme gebildet haben.
- **Pilzinfektionen bekämpfen** (antimykotische Wirkung). Pilzinfektionen sind wegen des nässenden Effekts bei vergrößerten Hämorrhoidalknoten gerne eine Folgeerkrankung; allerdings dürfen solche Mittel nur dann verwendet werden, wenn auch ein Pilzbefall tatsächlich nachgewiesen wurde.
- **Infektionen beseitigen** (antibiotische Wirkung), die sich als Folge mangelnder Kontinenz im Analbereich bilden können; aber auch dies ist in der Regel für eine Hämorrhoidalbehandlung nicht sinnvoll.

Welche Darreichungsform ist die wirksamste?

Ein gegen Schmerzen, Juckreiz und Entzündungen wirkendes Mittel muss zuerst einmal zuverlässig an den Ort seiner Wirkung verbracht werden. Und das ist bei Hämorrhoiden gar nicht so einfach. Keinesfalls genügt es, mit dem Finger eine Salbe, Paste oder Lösung auf den After aufzutragen. So würde sie nur auf den äußeren Bereich des Afters und die umliegende Haut wirken – die Wirksubstanz muss aber mit dem Hämorrhoidalkomplex in Kontakt kommen. Deshalb legen die meisten Hersteller ihren Salben und Cremes aufschraub- oder aufsetzbare Spitzen bei, die vorsichtig in den After eingeführt werden, um so die Substanz besser an die richtige Stelle bringen zu können.

Hämorrhoidenmittel gibt es auch in Zäpfchenform, und der Laie nimmt an, dass das Medikament so besser als eine eingespritze Salbe an die Hämorrhoiden gelangt und auch dort verbleibt. Das ist aber nicht immer der

Die Darstellung unten zeigt, wie Salben, Zäpfchen und Analtampons angewendet werden und auf die Hämorrhoiden wirken.

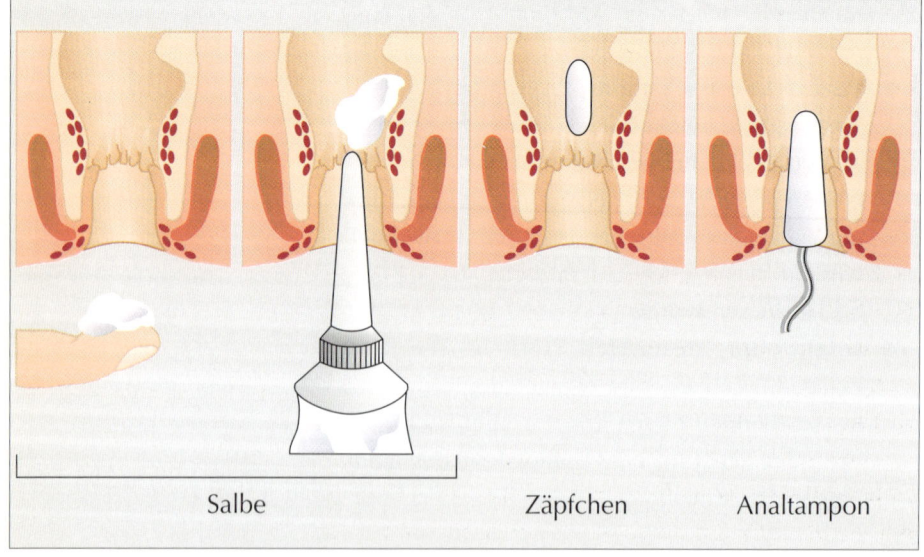

Salbe   Zäpfchen   Analtampon

Fall, denn die Zäpfchen können weit in den Analkanal hineingleiten. Dann löst sich ihre Substanz erst im Rektum auf und wirkt dann unter Umständen nur noch wenig oder gar nicht mehr auf die Hämorrhoiden.

Über den therapeutischen Nutzen von Hämorrhoidenzäpfchen sind sich die Ärzte nicht einig. Es gibt bisher nahezu keine wissenschaftlichen Studien, die beweisen, dass diese Darreichungsform bei Hämorrhoidalleiden sinnvoll ist. Trotzdem sind Zäpfchen bei Hämorrhoidenpatienten sehr beliebt und aus der Therapie nicht mehr wegzudenken.

Ein Zäpfchen der anderen Art: Analtampons

Die Idee leuchtet ein: Wenn es mit einem Zäpfchen nicht gelingt, die Substanz in den Hämorrhoidalbereich zu bringen und dort länger einwirken zu lassen, dann müsste man es einmal mit einem Tampon versuchen. Diesen kann man ziemlich genau in den Bereich der Hämorrhoidalpolster schieben, und – dank seiner Mullstruktur – kann er dort am Ort der Erkrankung den lindernden Wirkstoff über Stunden oder zumindest für einige Zeit kontinuierlich freisetzen.

Der große Vorteil des Analtampons ist die präzise Verabreichung des Medikaments am „Ort des Geschehens".

Analtampons sind also nichts anderes als eine Art Zäpfchen mit einer Mulleinlage, die man in den After einführt und die zwischen den Hämorrhoiden stecken bleiben und nicht in das Rektum weiterrutschen. Sie sind allerdings – im Gegensatz zu normalen Zäpfchen – nicht bei allen Patienten beliebt. Als Grund wird oftmals das merkwürdige Gefühl genannt, dass man bei Benutzung der Analtampons eine Zeit lang meine, „etwas" stecke einem im After.

Inzwischen hat auch eine erste wissenschaftliche Untersuchung, die sich der Wirksamkeit von Analtampons und Zäpfchen annahm, zu einem verblüffenden

Ergebnis geführt: Es scheint demnach ziemlich gleichgültig zu sein, ob man bei Hämorrhoidenschmerzen die altmodischen Zäpfchen oder die moderne Variante verwendet. Beide Formen befördern ihren Wirkstoff offensichtlich an die richtige Stelle, die schmerzlindernde Wirkung ist dieselbe.

Die Untersuchung prüfte allerdings nur die Wirksamkeit einer bestimmten schmerzstillenden Substanz, dem Lidocain, wie es die Firma Kade, die zu den führenden Herstellern von Hämorrhoidenmitteln gehört, in Form von Zäpfchen und Analtampons anbietet. Wenn ein Zäpfchen aber genauso wirkt wie der viel exakter zu positionierende Tampon, dann werden wahrscheinlich die stuhlgangabhängigen Schmerzen nicht allein auf der Oberfläche des Analkanals ausgelöst, sondern auch in tieferen Gewebsschichten. Und gerade auf diese kann Lidocain auch in Zäpfchenform wirken, selbst wenn es bereits ins Rektum gerutscht ist. Die schmerzstillende Substanz muss also nicht direkt auf der Oberfläche wirken, sie wirkt auch in der Tiefe des Gewebes.

Probleme mit allergischen Reaktionen

Wenn Sie nach Anwendung eines Hämorrhoidenmedikaments besonders auffälligen Juckreiz verspüren, setzen Sie das Mittel lieber bis zum nächsten Arztbesuch ab.

Nicht nur medizinisch wirksame Substanzen wie beispielsweise die Schmerzmittel Procain oder Benzocain können Allergien heraufbeschwören, auch Konservierungsstoffe – etwa Formaldehyd oder Parabene –, die für Salben oder Zäpfchen die Grundlage bilden, können allergische Reaktionen provozieren.

Naturheilkundliche Mittel und Homöopathie

Auch eine Salbe mit Arnika oder Kamille – beide Substanzen wirken ebenfalls leicht antientzündlich – kann Hämorrhoidalbeschwerden lindern. Solange ein Patient mit einem solchen Mittel zufrieden ist, soll er es ruhig anwenden. Dasselbe gilt für homöopathische Mittel.

Behandlung mit Kälte und Wärme und dem Analdehner

Kälte, Wärme, Analdehner Einen heilenden Effekt hat eine Behandlung mit Kälte oder Wärme nicht, zweifellos lassen sich damit aber Schmerzen und ein Blutstau vorteilhaft beeinflussen. Dagegen wird der Analdehner häufig eingesetzt, um Verspannungen des Schließmuskels zu beheben.

Dass kaltes Wasser oder ein Eisbeutel Schmerzen lindert und Blutgefäße wieder zusammenzieht, ist seit Jahrhunderten in der Geschichte der Medizin bekannt. So wurden früher sogar Einläufe mit kaltem Wasser empfohlen, um Schmerzen bei vergrößerten Hämorrhoiden zu lindern, und bei Blutungen aus diesen Schwellkörpern sollte man das gesamte Hinterteil in kaltes Wasser halten.

Heilen mit Kälte

Ganz so martialisch geht man heute nun doch nicht mehr ans Werk, doch die Idee, mit Kälte gegen Hämorrhoidalschmerzen anzukämpfen, feiert in einem kleinen Kältestab wieder Auferstehung. Der Stab ist mit einer Flüssigkeit gefüllt, die im Tiefkühlfach auf ungefähr minus 10 °C abgekühlt wird. Anschließend schiebt man ihn zwei- bis dreimal täglich vorsichtig in den After und belässt ihn dort ein paar Minuten.

Bei einer Blasen- oder Prostataentzündung verbietet sich allerdings diese Behandlung, ebenso bei Frauen, die

Während der Kältestab Schmerzen lindert und Blutgefäße zusammenzieht, wirkt eine Wärmeanwendung wohltuend bei Verspannungen der Schließmuskeln.

Kältestab und Wärmesonde haben sich bei uns noch nicht durchgesetzt, und es ist sehr schwierig, an diese Hilfsmittel zu gelangen. Im Gegensatz zu den übrigen Behandlungsmethoden kommt ihnen nur eine untergeordnete Bedeutung zu, und sie nützen sicher auch nur bei Hämorrhoidalbeschwerden im Anfangsstadium.

gerade ihre Monatsperiode haben. Bei Hämorrhoidenproblemen ist oft der Schließmuskel verspannt, in diesem Fall ist Kälte sicherlich auch nicht angezeigt.

Die elektrische Wärmesonde

Gegen Schließmuskelverspannungen aber hilft Wärme. Die Erfahrung hat gezeigt, dass durch die Wärmeeinwirkung das Gewebe offenbar gelockert und auch besser durchblutet wird. Dadurch können die Beschwerden abklingen.

Daher hat ein Schweizer Mediziner vom Universitätsspital Zürich ein Gerät mit einer Wärmesonde entwickelt, die in den After eingeführt wird. Die Sonde wird elektrisch auf eine Temperatur um 40 °C eingestellt. Der Patient muss „seine" Temperatur selbst ermitteln, denn maßgeblich ist, was er als angenehm empfindet. Die Behandlung wird zweimal am Tag jeweils 20 Minuten lang durchgeführt

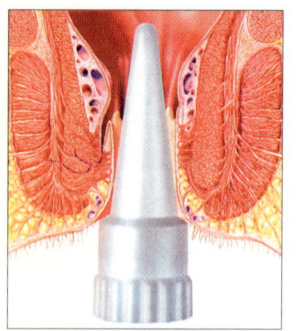

Mit dem einfachen Analdehner kann man Erstaunliches erreichen: Die Muskulatur wird gelockert und dadurch fließt das Blut wieder leichter aus den Gefäßpolstern zurück. Selbst über längere Zeit bestehende Analrisse können so rasch ausheilen.

Training für den Schließmuskel

Ein häufig verwendetes Hilfsmittel, um eine Anspannung des Schließmuskels zu vermindern, ist der Analdehner. Das ist nichts weiter als ein etwa zehn Zentimeter hoher Kegel aus Kunststoff. Dieser wird in den After geschoben und dehnt so die Muskulatur. Durch regelmäßiges Training kann man damit verhältnismäßig bequem die Schließmuskelspannung vermindern, weil der Analkanal gedehnt und somit seine Elastizität wiedergewonnen wird.

Manche Hersteller liefern zu ihrem Analdehner auch eine Salbe, die entweder schmerzstillend oder entzündungshemmend wirkt oder in einer Kombination beide Effekte hat. Die Anwendung ist einfach, studieren Sie trotzdem die einzelnen Schritte der Übung genau, um den erwünschten Erfolg zu haben.

So wenden Sie den Analdehner an

1. Auf die Spitze des Analdehners wird ein bohnengroßer Salbenstrang aufgetragen und mit dem Finger über die Kuppe des Instruments verteilt.

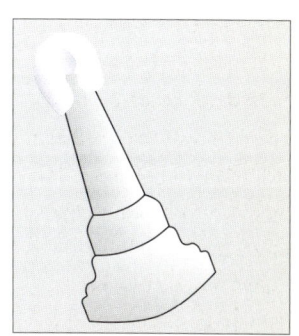

2. Legen Sie sich bequem auf die linke Seite, beide Knie zur Brust hochgezogen. Nehmen Sie den Dehner in die Hand und stecken Sie ihn behutsam in den After. Drehen Sie ihn dabei langsam, damit sich dadurch die Salbe gleichmäßig auf dem Analdehner und über die Haut des unteren Afterkanals verteilt.

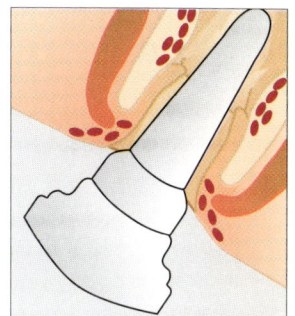

3. Gehen Sie anfangs nur so weit in den After hinein, wie es nicht schmerzt. Das nächstemal können Sie sich weiter vorwagen. Eine leichte Blutung muss Sie nicht beunruhigen.

4. Üben Sie zweimal pro Tag, am besten morgens und abends. In jeder Sitzung führen Sie den Analdehner fünf- bis zehnmal ein. Ziel ist es, den Analdehner möglichst tief einzuführen und etwa vier Minuten lang im Afterkanal zu belassen. Sie können ihn dabei immer leicht drehen. Sie sollten auch etwas Druck von außen ausüben, damit der Dehner nicht vom Schließmuskel aus dem After herausgedrückt wird.

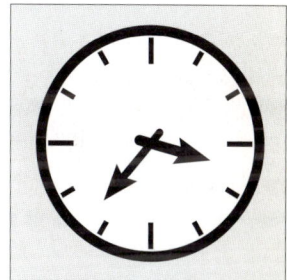

5. Wenn der Analdehner in den After eingeführt ist, versuchen Sie den Schließmuskel ein paar Mal gegen den Widerstand des Analdehners kräftig zuzukneifen.

6. Reinigen Sie den Analdehner mit Wasser und Seife. Desinfektionsmittel sind nicht nötig.

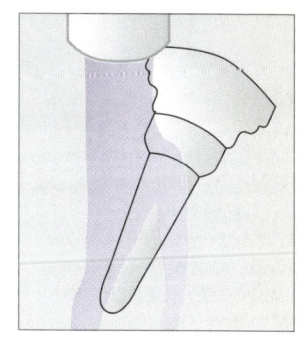

Hämorrhoidalknoten mit der Spritze bekämpfen

Sklerosierung Ein vergrößerter Hämorrhoidalknoten muss entfernt werden. Die einfachste Methode ist das Skalpell des Chirurgen, aber davor schrecken die meisten Patienten zurück, weil ein solcher Eingriff doch nicht sehr angenehm ist. Völlig schmerzlos und in den meisten Fällen sehr erfolgreich ist die Sklerosierung der Knoten.

Die Technik ist verhältnismäßig einfach und in der Regel fast ohne Risiko, und sie verursacht vor allem keine Schmerzen, weil die Behandlung den Teil der Darminnenhaut betrifft, der keine Nerven enthält, also schmerzunempfindlich ist.

Durch das Proktoskop führt der Arzt eine Injektionsnadel in den Analkanal ein und spritzt eine spezielle Lösung direkt in den Schwellkörper der vergrößerten Hämorrhoide (Methode nach Blond). Bei einer anderen Technik, der Blanchard-Methode, wird die Lösung etwas unterhalb des Knotens in das Geflecht der Blut zuführenden Gefäße eingebracht.

Die eingespritzte Lösung provoziert eine nicht bakterielle Entzündung und lässt das Gewebe zugrunde gehen; es vernarbt. Spritzt man die Lösung in den Knoten, so gelangt das Mittel weniger in die einzelnen Gefäße, sondern ins Gewebe und lässt dieses absterben. Spritzt der Arzt die Lösung in die Basis des Knotens, so gelangt das Verödungsmittel in die Blutgefäße, verklebt

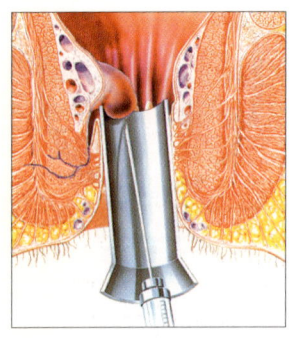

Durch das Proktoskop wird mit Hilfe einer Injektionsnadel Verödungslösung direkt in den Hämorrhoidalknoten oder in die unterhalb liegenden Blut zuführenden Gefäße gespritzt.

diese und lässt so den nunmehr nicht weiter mit Blut versorgten Knoten absterben.

An welche Stelle die Nadel gesetzt wird, entscheidet der Arzt, der dabei Lage und Größe der Knoten berücksichtigt. Ebenso wird bedacht, ob der Patient vielleicht ein bestimmtes Verödungsmittel nicht verträgt. Die Behandlung muss in Intervallen, die der Arzt festlegt, wiederholt werden. Wichtig ist, dass der Entzündungsprozess, der durch die Injektion verursacht wird, bis zur erneuten Behandlung abgeklungen ist. In der Regel liegen zwischen jeder Behandlung mindestens eine und maximal vier Wochen.

Kennt man Risiken bei der Sklerosierung?

Bei der Behandlung wird der Einstich der Nadel so gut wie nicht empfunden. Der Patient wird dabei gebeten, wie beim Stuhlgang zu pressen, damit sich die Schwellkörper für die Injektion deutlich hervorheben. Von der Entzündung bekommt der Patient höchstens etwas mit, wenn verhältnismäßig viel Lösung gespritzt wurde, die Knoten also übermäßig stark anschwellen und so der Darm signalisiert, dass sich dort etwas befindet, was nach außen gehört. Das anfängliche leichte Druckgefühl nach der Behandlung kann sich am folgenden Tag zu einem Stuhldrang entwickeln, was insofern etwas unangenehm ist, weil es aus dem Darm in Wirklichkeit ja nichts zu entleeren gibt.

Theoretisch könnte auch, wenn die Nadel zu oberflächlich eingestochen wurde, statt der erwünschten Gewebeverödung nur ein oberflächlicher Schleimhautdefekt, eine Art „Geschwür" entstehen. Auch eine geringfügige Nachblutung könnte ein paar Tage nach der Behandlung vorkommen, dies ist aber äußerst selten. Allergische Reaktionen dagegen kommen hin und wieder vor. Dies hängt vor allem von der Substanz ab, die

Patienten, die blutverdünnende Medikamente (z. B. Marcumar) einnehmen müssen, dürfen sich sklerosieren lassen, da keine Blutungsgefahr besteht.

Im Fall einer Schwangerschaft sollte man in den ersten drei Monaten auf die Sklerosierung verzichten, obwohl bis heute nicht bekannt ist, dass die üblichen Sklerosierungsmittel die Leibesfrucht schädigen. Problemlos bei Schwangeren ist in jedem Fall die Ligatur.

Nur beim „darmgesunden" Patienten darf sklerosiert werden. Wer unter einem entzündlichen Prozess im Darmbereich leidet – dies sind Patienten mit Morbus Crohn oder einer Dickdarmentzündung –, darf auf diese Weise allerdings nicht behandelt werden.

zur Verödung gespritzt wird. In die Hämorrhoidalknoten wird entweder eine Chinin-Hydrochlorid-Lösung oder eine Zink-Alkohol-Lösung gespritzt. Chinin wird manchmal nicht so gut vertragen und es kann sich dann bei der zweiten Injektion eine allergische Reaktion auf diese Substanz entwickeln. (Wer weiß, dass er gegen Chinin allergisch ist, wird dies dem Arzt ohnehin mitteilen.) Wird Chinin nicht vertragen, kann der Arzt auf eine Zink-Alkohol-Mischung ausweichen, die allerdings weniger intensiv wirkt.

Bei der Alternativmethode nach Blanchard, wo nicht direkt in den Knoten, sondern nur unterhalb in die Blutgefäße gestochen wird, verwendet man Phenolöl. Das ist wesentlich risikoärmer, aber diese Methode gilt als nicht sehr wirkungsvoll, und Hämorrhoidalknoten 2. oder gar 3. Grades können kaum erfolgreich damit behandelt werden.

Gibt es Rückfälle?

Wunder darf man von der Sklerosierung nicht erwarten, auch wenn durch diese Behandlung die lästigen Knoten beseitigt und sie beliebig oft wiederholt werden kann. Neue Beschwerden können wieder auftreten, weil der Arzt nur zu große Schwellkörper behandelt und nicht das gesamte Hämorrhoidalgewebe. Täte er dies, so würden sich natürlich nie wieder neue Knoten neben den alten bereits sklerosierten Gewebezonen bilden. Doch ist der Hämorrhoidalbereich mit seiner Möglichkeit an- und abzuschwellen für die Feinabdichtung des Darmausgangs unersetzlich.

Nach der Behandlung muss der Patient durch eine vernünftige Lebensweise – darauf kommen wir im dritten Teil des Buches ausführlich zu sprechen – selbst dafür sorgen, dass es zu keiner erneuten Vergrößerung von Hämorrhoiden kommen kann.

Mit Infrarotlicht oder Kältesonde gegen Hämorrhoidalknoten

IR-Koagulation
Kryotheraphie
Beide Techniken sind Außenseitermethoden, wobei die Verödung mit Infrarotlicht hin und wieder eingesetzt wird, die Vereisung (Kryotherapie) dagegen äußerst selten.

Chirurgen setzen beispielsweise Infrarotlicht zur Blutstillung von verletzten Gefäßen ein. Es liegt nahe, diese Technik auch zur Zerstörung übergroßer Hämorrhoidalknoten anzuwenden: Das pistolenförmige Instrument wird durch das Proktoskop eingeführt und die Instrumentenspitze oberhalb des blutgefüllten Knotens auf die Schleimhaut positioniert. An der Spitze tritt dann für eine Sekunde Infrarotlicht aus, wodurch das Gewebe auf 100 °C erhitzt wird. Der Knoten wird so verkocht und später abgestoßen. Diese Methode lässt sich nur bei Hämorrhoiden 1. Grades anwenden. Sie hat aber einen unleugbaren Vorteil gegenüber der Sklerosierung: Zum Veröden des Gewebes muss keine Fremdsubstanz in den Organismus gespritzt werden.

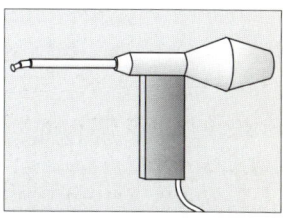

Die Infrarot-Verödung ist hauptsächlich dann sinnvoll, wenn man dem Patienten aus bestimmten Gründen keine Fremdsubstanzen einspritzen will oder die Hämorrhoiden noch nicht sehr ausgeprägt sind.

Auch mit Kälte lässt sich überflüssiges Gewebe zerstören. Dabei wird in eine auf den Knoten aufgesetzte Sonde flüssiger Stickstoff gefüllt, der den Knoten einfriert, wodurch das Gewebe abstirbt und später abgestoßen wird. Versuche haben gezeigt, dass die Methode durchaus funktioniert und das Gewebe sehr gut vernarbt. Allerdings leidet der Patient ein paar Tage unter Schmerzen und unangenehm riechendem Ausfluss.

Mit einem Gummiring gegen das Übel

Gummiband-Ligatur Wenn die Verödung erfolglos bleibt, entscheidet sich der Arzt in vielen Fällen für ein Verfahren, das den lästigen Hämorrhoidalknoten rasch schrumpfen lässt: Er bindet ihn kurzerhand mit einem winzigen Gummiring ab und stoppt so die Blutzufuhr. Das Gewebe stirbt ab und wird mit dem Gummiring abgestoßen.

Der Vorgang hört sich einfach an, die Technik ist aber nicht ohne Risiken. Angewandt wird sie, wenn die Hämorrhoiden eine bestimmte Größe haben, meistens sich also bereits im zweiten Stadium befinden und etwa die Größe einer Kirsche aufweisen. Falls die Knoten bereits aus dem After fallen, eignet sich diese Therapiemethode noch besser.

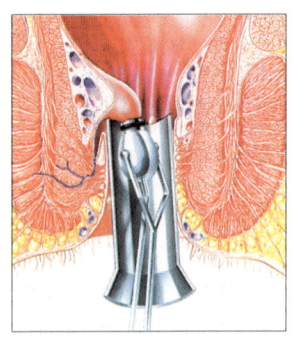

Bei der Ligatur wird ein Spezialinstrument über den Hämorrhoidalknoten gesetzt, dann wird der kleine Gummiring am vorderen Teil des Instruments hinter den Knoten gestreift.

Die Ligatur ist Millimeterarbeit

Um den Knoten abzubinden, führt der Arzt durch das Rohr des Proktoskops ein Spezialinstrument, das er über den Hämorrhoidalknoten aufsetzt. Bei einigen Geräten wird der Knoten auch durch Unterdruck in das rohrförmige Instrument eingesaugt. Über der vorderen Ende des Instruments sitzt ein kleiner Gummiring, der sich von außen hinter dem Knoten abstreifen lässt und so dessen Blutzufuhr abklemmt.

Die Folgen sind durchaus erwünscht: Das Gewebe stirbt in ungefähr drei bis fünf Tagen ab. Die toten Gewebereste werden mitsamt Gummiring und Stuhlgang nach außen befördert.

Wie werden Hämorrhoidalleiden diagnostiziert und behandelt?

Freilich gehört zu diesem Eingriff viel Fingerspitzengefühl und Routine, denn es ist wichtig, wo genau der Ring platziert wird. So darf beispielsweise die Schleimhaut unterhalb der Sägezahnlinie, also der Bereich des äußeren Analkanals, nicht mit in den Gummiring gelangen. Diese Schleimhaut ist sehr schmerzempfindlich. Der Eingriff darf also nicht wehtun. Falls man dennoch Schmerzen empfindet, darf man nicht den Helden spielen, sondern muss dies sofort den Arzt wissen lassen, damit er die Position des Rings korrigieren kann. Auch sollte der Ring nicht zu viel Schleimhaut abbinden, sondern gerade nur den Knoten, damit möglichst viel Restgewebe erhalten bleibt, um die Gasabdichtung des Rektums weiter zu gewährleisten.

Falls Sie Medikamente einnehmen, die die Gerinnungsfähigkeit Ihres Blutes herabsetzen, beispielsweise Marcumar oder Aspirin (ASS), müssen Sie Ihren Arzt vor dem Eingriff informieren. Denn in einem solchen Fall darf keine Ligatur vorgenommen werden.

Möglichst keine Reisen

Da bei dieser Behandlung in dem Augenblick, in dem das abgestorbene Gewebe abfällt, eine – wenn auch nur winzige – Wunde entsteht, ist sie auch mit einem gewissen Risiko verbunden. Es kann beispielsweise zu einer Nachblutung kommen, die im schlimmsten Fall so heftig ist, dass die Blutungsstelle genäht werden muss. Deshalb ist der Patient gut beraten, sich in den ersten drei Wochen nach dem Eingriff in der Nähe seines Arztes oder seiner Klinik aufzuhalten. Um das Blutungsrisiko klein zu halten, behandelt man jeweils nur einen Knoten und erst nach zwei bis drei Wochen den nächsten. Manchmal entscheidet sich der Arzt auch dazu, die Blutgefäße des abgebundenen Knotens an der Basis mit einer Injektion zusätzlich zu veröden. Dies soll die Blutungsgefahr zusätzlich verringern.

Auch eine Entzündung ist denkbar, die sich unter ungünstigen Umständen aus der noch offenen Miniwunde auf einen größeren Bezirk der Darmschleimhaut ausbreiten könnte.

Im Gegensatz zur Verödung wird bei der Gummiband-Ligatur normalerweise keine Fremdsubstanz gespritzt. Deshalb kann man diese Methode auch ohne weiteres während einer Schwangerschaft anwenden.

Mit dem Skalpell gegen die lästigen Schwellkörper

Operationsmethoden Für eine Operation entscheidet man sich erst, wenn alle anderen Methoden versagt haben. Dabei handelt es sich zwar um keinen gefährlichen Eingriff, dennoch tut man gut daran, einen Arzt auszuwählen, der dieses Handwerk beherrscht. Operationsfehler bedrohen hier kaum das Leben, jedoch die Kontinenz, die Fähigkeit also, Stuhl und Winde zurückzuhalten.

Die Statistik besagt, dass jeder zehnte Patient, der unter Hämorrhoiden leidet, unters Messer muss – diese Aussichten werden kaum jemandem gefallen. Umso mehr sollten alle, die Probleme mit ihren Hämorrhoiden haben und nach bereits erfolgten Behandlungen Rückfälle fürchten, alles tun, um durch eine bewusst veränderte Lebensweise – vernünftige Bewegung, ballaststoffreiche Ernährung, sorgfältige Analhygiene – einem möglichen Rückfall den Riegel vorzuschieben. Und dies gelingt mit ziemlich hoher Sicherheit!

Wann muss operiert werden?

Bevor man Hämorrhoiden bis zum 3. Grad nicht mit der Gummiband-Methode zu veröden versucht hat, steht eine Operation nicht zur Diskussion. Liegt allerdings erst einmal ein Hämorrhoidalvorfall vor, muss operiert werden, und zwar möglichst rasch. Bei einem solchen Vorfall ziehen sich die Knoten nach dem Stuhlgang

Wenn an mehr als drei Stellen Hämorrhoidalknoten vorgefallen sind, führt eine Operation zu einem besseren Resultat als eine nicht chirurgische Maßnahme.

Wie werden Hämorrhoidalleiden diagnostiziert und behandelt?

nicht mehr von alleine in den After zurück, sondern müssen vom Patienten selbst zurückgeschoben werden. Manchmal ist er von Hand gar nicht mehr zu korrigieren. Ein Analvorfall beeinträchtigt die Lebensqualität des Patienten stark, denn er ist immer mit einer stark ausgeprägten Stuhlinkontinenz verbunden, also der Unfähigkeit, feste, flüssige und gasförmige Darminhalte zurückzuhalten und kontrolliert abzugeben. Dazu kommt, dass die Haut um den äußeren Darmausgang ständig feucht ist und so Ekzeme fördert.

Einfache und komplizierte Operationstechniken

Die gängigste Operationstechnik ist die „Drei-Zipfel-Methode", die auf die beiden Ärzte Milligan und Morgan zurückgeht. Sie ist angezeigt, wenn bis zu drei Einzelknoten beseitigt werden müssen. Sind die vergrößerten Schwellkörper dagegen voneinander nicht klar abgegrenzt, sondern gehen ineinander über, müssen andere Techniken angewandt werden.

Das Problem ist nämlich, dass vom Anoderm, der Schleimhautauskleidung des Analkanals, nicht zu viel weggeschnitten werden darf, damit sich die verbleibenden Hautreste wieder vermehren können. Die Haut des äußeren Analkanals ist sehr wichtig für die Steuerung der Kontinenz, vor allem auch für die Unterscheidung von festen, flüssigen und gasförmigen Substanzen. Es wäre also äußerst fatal, wenn zu viel von dieser wichtigen Schleimhaut entfernt werden würde.

Eminent wichtig ist, dass der Patient nach der Operation eine ballaststoffreiche Nahrung erhält. In manchen Kliniken gibt es nach dem Eingriff als Spezialdiät gekochten und anschließend gesiebten Leinsamenbrei, der den Heilungsprozess insofern unterstützt, als dass er den Stuhl geschmeidig macht.

> Die „Drei-Zipfel-Methode" beherrscht jeder Allgemeinchirurg. Kompliziertere Techniken stellen dagegen eine sehr hohe Anforderung an technisches Geschick und Erfahrung des Chirurgen.

> Ein einfache Hämorrhoidaloperation dauert um die 20 Minuten, die aufwendigeren Techniken brauchen bis zu einer Stunde. Normalerweise wird ein solcher Eingriff unter Vollnarkose durchgeführt.

Die Behandlung von Analfissuren

Analfissuren Eine Fissur im Analkanal ist zwar anfänglich relativ harmlos, gleichwohl kann sie – da dieser Hautbezirk sehr empfindlich ist – äußerst schmerzhaft sein. Nicht richtig und konsequent behandelt, kann das Problem für den Patienten aber auch zu einer unendlichen Leidensgeschichte werden.

Die meisten Patienten gehen wegen der Beschwerden, die eine Analfissur verursacht, selten zum Arzt. Ein brennender Schmerz im Afterbereich, besonders beim und nach dem Stuhlgang, der bis in das Gesäß und in den Rücken ausstrahlen kann, veranlasst sie, sich zuerst einmal aus der Apotheke Hilfe zu beschaffen. Leider ziehen viele Patienten den falschen Schluss und meinen, sie müssten etwas gegen ihre Verstopfung und den harten Stuhlgang tun, den sie für die Schmerzen verantwortlich machen. Also nehmen sie regelmäßig Abführmittel ein.

Vorübergehend schafft dies zwar eine Erleichterung, doch die weichen Stühle dehnen das Gewebe des Analkanals nicht mehr regelmäßig auf. Die Folgen sind fatal: Die Durchblutung des Gewebes verschlechtert sich nämlich, Einrisse in der Analschleimhaut heilen nicht mehr richtig ab und entstehen immer wieder neu.

Abführmittel sollte man bei Analproblemen sowieso nicht einnehmen, schon gar nicht, um eine Fissur abzuheilen. Das einzig Richtige ist, eine ballaststoffreiche Kost zu sich zu nehmen und ausreichend zu trinken,

Abführmittel sollte man höchstens dann verwenden, wenn man einer akuten Verstopfung Herr werden will. Auf die Dauer schaden sie. Helfen können nur eine ballaststoffreiche Kost und viel Flüssigkeit.

Wie werden Hämorrhoidalleiden diagnostiziert und behandelt?

um regelmäßig einen weich geformten Stuhl zu haben, der den Analkanal ordentlich aufdehnt.

Die ersten Behandlungsversuche sollte man mit schmerzstillenden und entzündungshemmenden Salben versuchen. Zäpfchen oder Analtampons sind noch wirkungsvoller. Parallel dazu muss die Kost umgestellt werden, und zwar sehr konsequent. Es ist sicherlich nicht einfach, lieb gewonnene Essgewohnheiten plötzlich auf „gesund", wie so mancher spöttisch meint, umzustellen. Aber anders funktioniert es nicht.

Im Normalfall führt eine konventionelle Behandlung mit Salben und Zäpfchen zum Erfolg, doch nur, wenn Sie Ihre Essgewohnheiten konsequent ändern!

Bei unerträglichen Schmerzen kann der Arzt die lädierte Hautzone auch mit einem örtlich wirkenden Betäubungsmittel unterspritzen. Den Einstich der Nadel spürt der Patient zwar, dafür aber hat er anschließend eine Weile Ruhe vor den Schmerzen.

Um das Gewebe wieder zu einer besseren Durchblutung zu aktivieren, kann man es auch mit dem Analdehner trainieren.

Keine halbherzige Behandlung!

Wenn sich innerhalb eines Zeitraums von zwei bis vier Wochen keine merkliche Besserung einstellt, sollte man nicht mehr länger mit Salben und Zäpfchen herumlaborieren. Jetzt sind andere Maßnahmen gefragt, über die der Arzt entscheidet. Eine Möglichkeit ist es, den Schließmuskel kräftig zu dehnen. Dies ist nur unter Vollnarkose in einer Klinik möglich. Wegen des Risikos, dabei den Muskel zu zerreißen und eine nicht zu korrigierende Inkontinenz hervorzurufen, wendet man diese Methode heute aber kaum noch an.

Es gibt zwei Operationstechniken, von denen besonders eine – die laterale Sphinkerotomie nach Parks – unter örtlicher Betäubung rasch Entlastung bringt. Dabei wird die Spannung des Schließmuskels durch einen kleinen Schnitt vermindert.

Die Behandlung einer Perianalthrombose

Thrombosen

Perianale Thrombosen müssen normalerweise nicht behandelt werden, weil sie von selbst wieder verschwinden. Thrombosen können sich öffnen und dabei ihren Inhalt nach außen abgeben. Sobald sie aber aufgeplatzt sind, verschwinden die Beschwerden.

Starke Schmerzen lassen sich mit einem Eisbeutel lindern. Man kann zur Not auch Eiswürfel in einen Plastikbeutel stecken und diesen wasserdicht verknoten

Der Arzt hat die Möglichkeit, mit einem kleinen chirurgischen Eingriff während einer lokalen Betäubung der Analregion den Thrombus zu entfernen. Vor dieser Behandlung braucht man keine Angst zu haben, es ist eine Routinesache, die die Schmerzen aber schlagartig beseitigt. Allerdings darf die Thrombose dabei nicht älter als vier Tage sein.

Es gibt zwei Methoden, den Thrombus zu entfernen: Bei der ersten wird der Thrombus mit dem Messer oberflächlich geöffnet und das Blutgerinnsel herausgedrückt. Diese Technik hat aber unter Umständen den Nachteil, dass sich ein neuer Blutprofen bilden kann. Tatsächlich trifft dies auch in 50 % aller Fälle zu. Erfolgreicher ist eine andere Behandlungsmethode: Dabei wird der gesamte Gewebeteil, der offenbar zur Thrombose neigt, entfernt.

Zur Nachbehandlung dienen Sitzbäder, Kompressen mit entzündungshemmender Salbe und Zäpfchen, die auch ein Verkleben der Wundränder verhindern sollen.

Der Arzt wird eine sehr genaue Diagnose stellen, um nicht aus Versehen eine „echte" Hämorrhoide wie eine Perianalthrombose zu versorgen. Wird eine Hämorrhoide mit dem Messer eröffnet, kann es zu einer nicht unerheblichen arteriellen Blutung kommen.

Wirksame Hilfe bei einem Analabszess

Analabszess Wenn man einen Abszess in der Analregion hat, tut jede Bewegung weh. Aber neben diesen Schmerzen ist auch das Allgemeinbefinden angeschlagen, hohes Fieber tritt auf: Der Patient fühlt sich ernstlich krank. Eine solche Situation ist ein echter Notfall.

Ein Analabszess, der Probleme verursacht, entsteht nicht von heute auf morgen, er entwickelt sich langsam. Es handelt sich um eine innere Infektion. Manchmal bricht der Abszess von alleine auf und der entzündliche Inhalt ergießt sich nach außen. Oft versucht man dies mit Wärmepackungen und gleichzeitigem Auftragen antibiotischer Salben herauszufordern, oder der Arzt punktiert und öffnet den Abszess, um ihn zu entleeren. Bei einer solchen abwartenden Haltung läuft man Gefahr, dass sich die Infektion immer weiter im Gewebe ausbreitet, ja dass es bis zu einer allgemeinen Blutvergiftung kommt.

Die sinnvollste ärztliche Maßnahme ist, den Entzündungsherd operativ auszuräumen. Die Wunde darf nicht vernäht werden, sondern muss offen bleiben, damit der Hohlraum im Gewebe von innen her langsam zuwächst und es keine Neuinfektion gibt. Es kommt vor, dass ein Abszess (und nicht nur in der Analregion) langsam heranreift und dabei alle Symptome – Druckschmerz, Rötung und Erwärmung der Haut – aufweist, sich aber plötzlich wieder zurückbildet. Wiederholt sich dies, ist auch hier eine chirurgische Behandlung unumgänglich.

Zur Behandlung eines Analabszesses ist häufig ein operativer Eingriff notwendig.

Die Heilung des Darmvorfalls

Darmvorfall Ein Vorfall der Darmwand, genauer: des unteren Teils des Enddarms, durch den Darmausgang kann vom Laien auch mit einem Vorfall der Schleimhaut der hämorrhoidalen Schwellkörperzone verwechselt werden, also mit vorgefallenen vergrößerten Hämorrhoiden.

Auch beim Darmvorfall gibt es verschiedene Stadien: Einmal ist er von außen überhaupt nicht sichtbar, nur der Arzt sieht ihn in diesem Fall durch das Proktoskop. Oder die Darmwand rutscht nach den Pressbemühungen beim Stuhlgang wieder von alleine durch den After zurück. Im dritten Stadium bleibt der Vorfall nach Abschluss des Stuhlgangs bestehen, kann jedoch – außer in extremen Fällen – mit der Hand wieder zurückgeschoben werden.

Das A und O einer erfolgreichen Behandlung ist eine konsequente Umstellung der Ernährung, die für einen normal geformten Stuhl sorgt. Eine ausreichende Flüssigkeitsaufnahme gehört ebenfalls dazu. Leidet der Patient unter regelmäßigem Durchfall, muss nach den Ursachen gefahndet werden. Pressen beim Stuhlgang sollte man aber ebenso vermeiden. Bildet sich der Darmvorfall durch diese Maßnahmen nicht zurück, führt kein Weg an einem chirurgischen Eingriff vorbei. Durch einen Bauchschnitt unter Vollnarkose versucht man zuerst, den Enddarm wieder zu straffen (Rektopexie) und später die Schließmuskelleistung zu verbessern (post-anal repair nach Parks).

Außer Schmerzen und Blutverlust sind die gravierendsten Folgen eines Darmvorfalls der unkontrollierbare Abgang von Stuhl und Winden.

Eine Inkontinenz korrigieren

Inkontinenz **Der Verlust der Kontrolle über die Entleerung des Darms kann sehr viele Ursachen haben. Im Zusammenhang mit Enddarmerkrankungen wie Hämorrhoidalleiden können dies Beschädigungen des Schließmuskels, ein Vorfall der Hämorrhoidalhaut oder der Darmwand sein.**

Wenn durch einen Hämorrhoidenvorfall die Innenhautfläche des Hämorrhoidalbereichs reduziert ist, funktioniert die Feinabstimmung bei der Kontrolle der Darmentleerung nicht mehr. Kontinenzprobleme gibt es auch, wenn die Schwellkörpern sehr groß oder vorgefallen sind. Eine „hausgemachte" Inkontinenz kann aber auch Folge einer Hämorrhoiden-Operation sein, bei der zu viel Innenhaut entfernt wurde oder bei der andere Probleme aufgetaucht sind.

Die Maßnahmen, die zur Korrektur einer Inkontinenz vorgenommen werden, hängen von den Ursachen und von dem Schweregrad des Leidens ab. Leichtere Inkontinenzeffekte, wie sie bei Hämorrhoidalproblemen die Regel sind, lassen sich oft fast völlig korrigieren. Eine Methode, dies zu unterstützen, ist das regelmäßige Trainieren des Schließmuskels: Das heißt nichts anderes, als jeden Tag vor dem Aufstehen und vor dem Einschlafen 50- bis 80-mal den Schließmuskel für etwa eine Sekunde ganz bewusst zusammenzukneifen. Wenn dies keinen Erfolg zeitigt, kann auch der Chirurg unter Umständen mit Korrekturen im Beckenboden oder im Bereich des Darmausgangs Erfolg haben.

Der Kontrollverlust über die Stuhlausscheidung ist als Folge von Hämorrhoidalleiden meist nicht schwerwiegend und kann oft durch Training des Schließmuskels, durch Elektrostimulation oder notfalls eine Operation korrigiert werden.

Hämorrhoiden in der Schwangerschaft

Schwangerschaft

Schwangere leiden meistens unter Darmträgheit, außerdem hat sich ihr Hormonhaushalt verändert und der Druck im Bauch nimmt ständig zu. Alles in allem sind dies „ideale" Bedingungen, um die Schwellkörper im Analbereich krankhaft zu vergrößern. Doch nicht immer denken Patientin oder Arzt an Hämorrhoiden, weil die Symptome denen einer Infektion der Vagina ähneln.

Grundsätzlich sollte man daran denken, dass im Darm etwas nicht stimmen könnte, wenn die Genitalregion nässt oder entzündet ist.

Vergrößerte Hämorrhoiden, die der Patientin Ungemach bereiten können, sind während einer Schwangerschaft nichts Ungewöhnliches. Verdauungsprobleme, zum Beispiel harter Stuhlgang, haben rasch die empfindliche H<aut des Analkanals verletzt – schon ist eine Fissur entstanden. Der akute Schmerz verspannt den Schließmuskel, was wiederum die Durchblutung des Gewebes verschlechtert. Aus Angst vor den Schmerzen beim Stuhlgang wird dieser zurückgehalten, verdickt noch mehr, wird hart, und ein Teufelskreis ist in Gang gesetzt. Blut staut sich in den Schwellkörpern, und diese werden zu lästigen Hämorrhoiden.

Zuerst denkt man gar nicht an Analprobleme

Gerade dies ist das Problem: Viele Schwangere (und auch ihre Frauenärzte) denken oft zuerst einmal gar nicht daran, dass der unleidliche Juckreiz in der Scheide eine Ursache an einer benachbarten Stelle des Körpers haben kann. Eine Schwangere neigt dazu, Probleme mit dem Darmausgang ein kleines Stück weiter nach vorne zur Scheide hin zu verlagern. Insbesondere, wenn die Störungen mit Symptomen wie Juckreiz, Brennen oder Nässen verbunden sind. Vergrößerte Hämorrhoiden müssen nämlich beim Stuhlgang nicht immer Schmerzen verursachen, denn sie befinden sich ja in der Zone der Analschleimhaut, die schmerzunempfindlich ist, die Schmerzen aber entstehen durch Verletzungen der empfindlichen Schleimhaut des Analkanals.

Dazu kommt, dass sich ein schwangerschaftsbedingtes Hämorrhoidalleiden in den Monaten bis zur Geburt mit Sicherheit noch verschlimmern wird.

Wie behandelt man Hämorrhoiden in der Schwangerschaft?

Bis zur Geburt des Kindes wird man in der Regel nur die Symptome behandeln und nicht die Hämorrhoiden selbst, da diese sich nach der Entbindung in den meisten Fällen von alleine wieder zurückbilden und unauffällig werden, also gar nicht behandlungsbedürftig sind. Zur symptomatischen Behandlung eignen sich Salben und Zäpfchen, die den Juckreiz stillen. Weiter empfehlen sich regelmäßige Sitzbäder mit zusammenziehend wirkenden Zusätzen wie Tannin oder Eichenrindenextrakt. Wichtig ist es, bei Fissuren oder nässenden Hämorrhoiden die Analzone trocken zu halten. Dies lässt sich mit Zinkpaste erreichen oder indem man nach der Reinigung weiche Vlieskompressen zwischen die Gesäßbacken klemmt.

Stellt der Arzt eine Verspannung des Schließmuskels fest, kann die Schwangere auch mit einem Analdehner für Entlastung und besser Gewebsdurchblutung sorgen, was ebenfalls die Schwellkörpoer verkleinert und mögliche Schleimhautrisse verheilen lässt.

Lassen sich die Beschwerden trotz konservativer Behandlung nicht in den Griff bekommen, müssen die Hämorrhoiden vom Arzt behandelt werden. Am schonendsten ist die Verödung mit Infrarotlicht, aber auch andere Maßnahmen sind problemlos während der Schwangerschaft möglich.

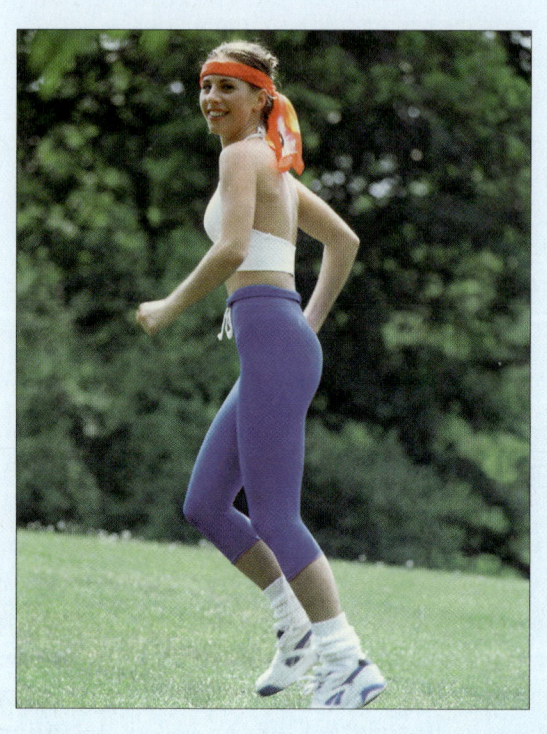

Was kann ich selbst tun?

Salben, Zäpfchen, Sklerosierung, Ligatur und Operation – all diese Therapien zeitigen nur dann Erfolg, wenn Sie selbst Ihren Teil zur Behandlung Ihrer Hämorrhoiden beitragen: Ohne eine geregelte Verdauung bekommen Sie Ihr Leiden schwerlich in den Griff, und Sie laufen Gefahr, dass die lästigen Schwellkörper bald wiederkehren. Wir sagen Ihnen in diesem Kapitel, wie Sie das Leben umstellen müssen, um Ihre Hämorrhoiden wirklich dauerhaft loszuwerden.

Verstopfung 80

Abführmittel 84

Harmlose Abführmittel 86

Abführmittelabhängigkeit 87

Richtige Ernährung 90

Ernährungsumstellung 92

Ballaststoffe 94

Bewegung und Sport 100

Stress 102

Praktizierte Gesundheit 104

Gymnastik 106

Hygiene 110

Wie kommt es zur Verstopfung?

Verstopfung Ein gesunder Mensch mit einem normal funktionierenden Verdauungssystem muss nicht unbedingt jeden Tag Stuhlgang haben. Eine Verstopfung liegt erst dann vor, wenn die Stuhlhäufigkeit ständig oder sehr oft über drei Tage liegt, der Stuhl sehr hart ist und Pressen nötig ist. Oft ist dann auch das Allgemeinbefinden gestört.

Eine regelmäßige Verstopfung kann *organische* Ursachen haben: z. B. Narben in der Darmwand oder einen Tumor, wodurch die Fortbewegung des Speisebreis behindert ist.

Bei *funktionellen* Störungen findet der Arzt keine solche Ursache. Schuld ist dann eine zu starke Darmtätigkeit durch falsche Ernährung, falsches Stuhlverhalten oder psychische Probleme.

Nachdem man gegessen hat, gelangt der Speisebrei über den Magen in den Dünndarm. Dort wird die Nahrung zerkleinert und dem Speisebrei Nährstoffe, Vitamine, Salze und Mineralien entzogen. Was im Dünndarm nicht weiter verdaut werden kann, kommt jetzt in den Dickdarm. Der Speisebrei ist immer noch flüssig und bleibt im rechten Dickdarmteil etwa zwei Tage liegen. Die Nahrungsmasse wird dort kräftig durchgeknetet, wobei ihr Wasser und weitere Salze entzogen werden. Durch den Wasserverlust wird der Speisebrei immer dicker und härter. Der Darm schiebt mit peristaltischen Bewegungen den Stuhl voran, wobei noch mehr Wasser entzogen und der Brei so immer dicker wird. Schließlich schiebt sich die Masse aus dem Dickdarm in den kurzen Mastdarm.

Ist der letzte Abschnitt des Mastdarms – er wird auch Enddarm genannt – ausreichend mit Stuhlmasse gefüllt, melden Dehnungsrezeptoren in der Darmwand diesen Zustand ans Gehirn, das daraufhin den inneren (nicht dem Willen unterworfenen) Schließmuskel entspannt. Diesen Vorgang empfinden wir als Stuhldrang.

Mit der Steuerung des äußeren Schließmuskels und dem Anspannen der Bauchmuskulatur („Bauchpresse") entledigen wir uns bewusst des Darminhalts.

Der Stuhldrang lässt sich beeinflussen

Natürlich kann man den Reiz, den Darm zu entleeren, auch willentlich unterdrücken. Das kann durchaus sinnvoll sein. Man kann den Darm aber arg strapazieren, wenn man den Stuhlreiz zu oft und zu lange unterdrückt – vielleicht weil man keine Zeit für die Toilette zu haben meint oder Angst vor den Schmerzen eines zu harten Stuhlgangs hat.

Das Darmsystem gewöhnt sich sehr schnell daran, diesen Reiz noch nicht als Signal für eine Darmentleerung zu verstehen, wenn man den Stuhlgang regelmäßig ignoriert. Das hat unangenehme Folgen, die man selten bedenkt, wenn man sich – aus welchen Gründen

Eine Verstopfung kann hausgemacht sein, wenn man den Stuhldrang ignoriert und so dem Darm angewöhnt, uns auch im gut gefüllten Zustand nicht mit Signalen aufzufordern, auf die Toilette zu gehen.

Wann ist der Stuhl „normal"?

- ◆ Es ist nicht – wie manchmal gefordert wird – nötig, jeden Tag Stuhlgang zu haben. Es reicht völlig, wenn man alle zwei bis drei Tage auf die Toilette kann.
- ◆ Der Stuhl sollte weder hart (so dass die Entleerung Schmerzen bereitet) noch weich (Durchfall) sein, sondern so geformt, dass er sich geschmeidig absetzen lassen kann.
- ◆ Grundsätzlich sollte sich der Drang zur Entleerung spontan – idealerweise möglichst immer zur selben Zeit – ergeben und starkes Pressen nicht nötig sein.
- ◆ Der Stuhl sollte weder besonders stark riechen noch mit übermäßig viel Gas austreten.

auch immer –, den Gang zur Toilette verkneift: die Füllung des Enddarms muss künftig wesentlich größer sein, um überhaupt noch einen Reiz auszuüben und ihn uns bewusst zu machen. Das heißt, dass man sich auch eine Verstopfung antrainieren kann, wenn man den natürlichen Stuhldrang permanent ignoriert.

Wenn der Nahrung Ballaststoffe fehlen

Aber auch eine falsche, unausgewogene Ernährung kann schuld an einer Verstopfung sein. Eine ballaststoffarme Nahrung macht den Darm arbeitslos: Weil die Nahrung schon vor dem Essen weitgehend verarbeitet – gleichsam „vorverdaut" – ist, bleibt dem Verdauungsapparat des Menschen kaum noch etwas zu tun übrig. Die Folgen: Der Darm ist nur schwach gefüllt, wodurch der Speisebrei zu sehr eingedickt wird und so nur langsam weiterbefördert werden kann. Und schon ist die Verstopfung komplett.

Die moderne Lebensweise unterstützt die Darmträgheit

Jeder größere Bewegungsmangel macht den Darm ebenfalls träge und führt dazu, dass sich der nur langsam weitertransportierte Darminhalt immer stärker verdickt. Deshalb hat auch eine längere Bettlägrigkeit – zum Beispiel wegen einer Erkrankung – oftmals eine Verstopfung zur Folge.

Wer zu wenig trinkt, fördert die Verstopfung. Pro Tag sollte man 2 bis 3 Liter Flüssigkeit zu sich nehmen.

Wer wenig trinkt, sorgt unwissentlich dafür, dass das dem Körper fehlende Wasser sozusagen bis auf den letzten Tropfen aus dem Darminhalt entzogen wird. Die Folgen sind immer die gleichen: Der Speisebrei verfestigt sich enorm, und der Stuhlgang wird zur Plackerei.

Und schließlich können auch viele Medikamente die unangenehme Nebenwirkung haben, eine Stuhlverstopfung hervorzurufen oder zu intensivieren. Problema-

Was kann ich selbst tun?

tisch wird es immer, wenn mehrere Faktoren zusammentreffen, die eine Verstopfung begünstigen.

Eine akute Verstopfung, die beispielsweise durch ein entwässerndes Medikament hervorgerufen wird, das der Arzt wegen einer anderen Krankheit verschrieben hat, lässt sich sicher rasch beheben. Wenn aber noch eine darmfeindliche Ernährung und vielleicht sogar noch ein großer Bewegungsmangel dazukommt, dann kann die Verstopfung zum ernsten Problem werden.

Arzneimittelgruppen, die eine Verstopfung hervorrufen können:
- Alpha-Blocker und ACE-Hemmer (wirken blutdrucksenkend)
- Schmerzmittel (codein- oder morphiumhaltig)
- Codein (wirkt gegen Hustenreiz)
- Diuretika (wirken entwässernd)
- Eisenpräparate (wirken Blut bildend)
- Hs-Rezeptoren-Blocker (vermindern die Magensäure)
- Psychopharmaka

Toni W., 37 Jahre, leidet seit jahren unter Darmverstopfung

Wie es sich ohne Verstopfung lebt, wusste Toni W. schon seit Jahren nicht mehr. Wenn sie Glück hatte, konnte sie einmal pro Woche auf die Toilette gehen. Die Folgen waren entsprechend: Das Völlegefühl war oft nicht auszuhalten, der Stuhlgang Zeit raubend und eine einzige Qual, bis die steinharten Brocken herausgepresst waren. Wegen ständiger Magenkrämpfe und Unterleibsschmerzen ging Toni W. schließlich zum Arzt. Aber weder der Internist noch der Gynakologe wurden fündig. Toni W. machte sich erst mit Hilfe ihres Hausarztes klar, dass sie ihre Gewohnheit aufgeben musste, den Stuhl immer dann zurückzuhalten, wenn sich jemand auch nur in der Nähe der Toilettentür aufhielt. Diese Unart bekämpfte sie ganz bewusst, auch wenn es ihr am Anfang nicht leicht fiel. Außerdem stellte sie ihre Kost konsequent auf ballaststoffreiche Nahrungsmittel um. Der Erfolg: Schon nach einem Dreivierteljahr waren die Bauchschmerzen, die Übelkeit und das Völlegefühl wie weggeblasen.

Warum Abführmittel nicht helfen

Abführmittel Stuhlverstopfung belastet den ganzen Organismus und ganz von selbst versucht man, dagegen etwas zu unternehmen. Die meisten gehen in die Apotheke und kaufen sich ein Abführmittel, in der Annahme, so das Übel von heute auf morgen bekämpfen zu können. Dies ist aber ein Irrtum, denn eine Verstopfung lässt sich auf diese Weise nicht beheben.

Es gibt darmirritierende, also sehr aggressiv wirkende Abführmittel und solche, die die Darmtätigkeit zurückhaltend unterstützen.

Ein traditionelles Abführmittel – chemisch oder pflanzlich – wirkt direkt im Darm, indem es dafür sorgt, dass der Darminhalt mit Wasser durchsetzt und somit flüssiger wird. Dadurch kann er auch schneller weitertransportiert werden.

Das Wasser für den künstlich verflüssigten Speisebrei muss aber von irgendwo herkommen. Deshalb verhindern Abführmittel, dass dem Speisebrei Wasser entzogen wird. Allerdings wird so auch der Organismus nicht mehr ausreichend mit Wasser versorgt, ja noch drastischer: Abführmittel entziehen dem Körper zusätzlich noch Wasser für die Verdünnung des Stuhls. Auf diese Weise wird dem Körper bereits im Dünndarm nicht nur das Wasser aus dem Speisebrei vorenthalten, sondern auch wichtige Nähr- und Mineralstoffe können nicht mehr über die Darmschleimhaut in den Körper gelangen. Dies kann gefährlich werden, weil der Körper dadurch austrocknet und der Mangel an lebenswichtigen Mineralien die Funktion von Herz, Nieren und Nervensystem stört. Gehen dem Körper auf diese Weise erhebliche Mengen an Kalium und Magnesium verloren, kann es sogar zu einem derart lebensbedrohenden Zustand wie Herzrhytmusstörungen kommen.

Viele Abführmittel stimulieren zusätzlich die Darmbewegung und machen den Darm von dieser Anregung abhängig: Nach einiger Zeit und Gewöhnung arbeitet der Darm ohne diese externe Anregung nur noch unwillig, und er gewöhnt sich auch an die Mittel. Nur durch eine ständig höhere Dosis arbeitet er wieder. Dass damit ein Teufelskreis gegenseitiger Abhängigkeit in Gang gesetzt wird, ist nur zu logisch: Um der Darmträgheit Herr zu werden, muss man immer mehr an Abführmittel einnehmen. Der exzessive Gebrauch von Abführmitteln ist also alles andere als eine Bagatelle.

Folgende chemische Substanzen können sich ungünstig auswirken:
◆ Biscodyl
◆ Natriumpicosulfat
◆ Phenolphthalein

Auch pflanzliche Mittel sind aggressiv

Selbst pflanzliche Abführmittel sind entgegen einer weit verbreiteten Meinung – wegen ihrer angeblichen „natürlichen" Herkunft – alles andere als harmlos. Indem sie äußerst wirkungsvoll abführen, greifen sie in komplizierte biochemische Abläufe des Organismus ein. Auch ein harmlos scheinender Früchtewürfel zum Abnehmen enthält meist Substanzen, die sehr rasch zu einer Abhängigkeit führen können. Der durchschlagende Effekt des Abführens wird bei längerem und regelmäßigem Gebrauch mit dem Risiko ernsthafter Gesundheitsschäden erkauft. Alle darmirritierenden Mittel sollte man deshalb strikt meiden, es sei denn, man wendet sie im Ausnahmefall – bei einer wirklich gravierenden Verstopfung – und höchstens alle zwei oder drei Monate einmal an.

Mit diesen Abführmitteln schafft man bei längerer Einnahme todsicher eine Abhängigkeit, aus der herauszukommen ebenso schwer ist wie im Falle einer Abhängigkeit von Kopfschmerzmitteln.

Abführmittel mit diesen pflanzlichen Wirkstoffen sollte man strikt meiden:
◆ Cascara
◆ Kreuzdorn
◆ Faulbaum
◆ Rhabarber
◆ Rizinusöl
◆ Senna

Vorsicht auch vor Abführtees! Studieren Sie genau, welche Stoffe in den Teemischungen enthalten sind und ob diese zu den darmirritierenden Substanzen gehören.

Abführmittel, die unbedenklich sind

Harmlose Abführmittel Abführmittel sollen nicht grundsätzlich verdammt werden, denn manchmal braucht man sie wirklich, auch über einen längeren Zeitraum. Wir wollen Ihnen deshalb einige nennen, die allerdings nicht drastisch abführen, sondern die Verdauung sanft und natürlich fördern.

In höherer Dosis (4 Esslöffel) eingenommen führt Milchzucker ab. In geringer Dosis stabilisiert er über Wochen hinweg ganz natürlich die Verdauung.

Das hilft gegen akute Verstopfung:
Auf nüchternen Magen nach dem Aufstehen
- ein Glas lauwarmes Wasser
- ein Glas Orangensaft
- eine Portion rohes Sauerkraut
- oder 3 eingeweichte Backpflaumen.

Milchzucker (Laktose) unterstützt die Vermehrung von Darmbakterien, die ein gesunder Darm zur Vernichtung von Krankheitserregern braucht. Milchzucker hat auch eine abführende Wirkung, da ein Teil von ihm unverdaut bis in den Dickdarm gelangt. Indem der Zucker dort Wasser aus dem Gewebe zieht, gewinnt der Stuhl an Umfang und wird weicher.

Auch Bitter- und Glaubersalz führen ab – für einen längerfristigen Gebrauch sind sie aber ungeeignet. Auch kann man Zäpfchen mit Gleitmitteln versuchen, die nur auf den Enddarm wirken und dort über die Darmrezeptoren den Stuhlreflex auslösen. Zudem wirken Gleitmittel auch direkt, indem sie die Darmwand mit einem Film bedecken, durch den sich der Stuhl geschmeidiger vorwärts schieben lässt.

Aus der Gruppe der Gleitmittel kann man auch Paraffin einnehmen. Paraffin kann allerdings, wenn es häufig angewandt wird, die Aufnahme einiger Vitamine erschweren und so mit der Zeit zu Mangelerscheinungen führen. Gasbildende Zäpfchen, die im Enddarm Kohlendioxid (CO_2) freisetzen, bringen den Stuhl auch wieder in Gang.

Wege aus der Abhängigkeit

Abführmittelabhängigkeit Einer chronischen Verstopfung kann man Herr werden – wer aber in die Abhängigkeit von Abführmitteln geraten ist, hat unter Umständen auch mit einem Problem fertig zu werden, dass auf der psychischen Ebene angesiedelt ist. Dazu im Folgenden einige Ratschläge.

Wer seit langer Zeit regelmäßig Abführmittel einnimmt, kann auf diese Hilfe nicht mehr verzichten: Allein der Gedanke, künftig ohne solche Mittel auszukommen, mag schon eine Horrorvorstellung sein. Solche Menschen leben mit der Vorstellung, dass es für sie quasi schicksalhaft ist, ein Verdauungssystem zu haben, das ohne regelmäßige externe Hilfe nicht funktioniert.

Rein technisch ist es nicht sehr schwirig, die drohende Dauerverstopfung, falls man nicht mehr zum Abführmittel greift, zu verhindern. Das Problem liegt im Bewusstsein des Betreffenden. Er muss sich erst über seine Situation, nämlich dass er von einem Medikament abhängig ist, klar werden und die ganz persönlichen Ursachen für diese Abhängigkeit herausfinden.

Der Darm gewöhnt sich rasch an aggressive Abführmittel. Die normalen Reize reichen nicht mehr dazu aus, den Stuhlgang von alleine in Gang zu bringen.

Bequemlichkeit oder Sucht?

Nicht jeder, der von Abführmitteln abhängig ist, muss auch süchtig sein. Es ist durchaus möglich, aus reiner Bequemlichkeit in den Teufelskreis zwischen Verstopfung und Abführmittel zu geraten. Wer sich vornehmlich mit Fastfood ernährt, also alle Regeln gesunder Ernährung ignoriert, und dazu noch ein betriebsames

Eine wirkliche Abhängigkeit von Abführmitteln ist ebenso ernst zu nehmen wie die Sucht nach Alkohol, Nikotin oder anderen Medikamenten, z. B. auch Kopfschmerzmitteln.

Karriereleben führt, kann schnell Verdauungsprobleme bekommen. Die Pharmawerbung legt es einem dann nahe, dieses lästige Problem mit Abführmitteln zu lösen. Und da die meisten dieser Produkte „natürlich" sind, kommt es einem auch gar nicht zu Bewusstsein, dass man sich damit wenig Gutes antut. Und ehe man sich versieht, kommt der regelmäßige Stuhlgang ohne pharmazeutische Hilfe nicht mehr zustande.

Ein Mensch, der im eigentlichen Sinne nicht süchtig ist – was sich auch in seinem übrigen Verhalten in Bezug auf Nikotin, Alkohol und andere Genussgifte niederschlägt –, hat es auch leichter, rasch wieder zu normalem Stuhlverhalten zurückzufinden. Er muss lediglich die Mechanismen, die zu seinem Problem geführt haben, verstehen, um sein Fehlverhalten zu korrigieren. Denn sein Medikamentenmissbrauch entstand aus Bequemlichkeit und nicht, um damit andere psychische Probleme zu kaschieren.

Vielfach erklärt sich eine Abhängigkeit von Abführmitteln aus der Persönlichkeitsstruktur eines Menschen, der dann oft auch nach anderen Dingen „süchtig" ist.

Schwieriger und vor allem langwieriger ist eine Entwöhnung bei demjenigen, der wirklich von Abführmitteln abhängt wie andere vom Alkohol oder Nikotin. Wer beispielsweise mit Argusaugen auf seine Figur achtet, um dadurch Selbstvertrauen zu gewinnen, kann schon auf den Gedanken verfallen, über eine künstlich geregelte Verdauung – sprich das tägliche Abführmittel – diesen für seine Selbstbestätigung wichtigen körperlichen Zustand zu erhalten. Schlank bleiben ist ein lebenswichtiges Ziel für ihn, das sich aber nur mit einem Abführmittel realisieren lässt. Dieser Mensch ist süchtig, was er sich freilich nicht eingestehen kann. Er wird für sich selbst immer die besten Argumente finden, um unter keinen Umständen auf seine Mittel verzichten zu müssen.

Eine wirkliche Abführmittelabhängigkeit braucht oft psychotherapeutische Unterstützung.

Hier können wir nur beschreiben, wie man sich rein technisch aus einer Abführmittelabhängigkeit befreit.

Voraussetzung für ein Gelingen ist, dass sich der Patient seines Suchtproblems tatsächlich bewusst wird und bereit ist, seinen Körper zu entwöhnen.

Den Darm behutsam umgewöhnen

Beim Abführmittelmissbrauch sind fast immer Medikamente im Spiel, die den Darm irritieren. Ein solches Mittel kann man natürlich nicht einfach absetzen. Auch mit der noch so ballaststoffreichen Ernährung wäre der Stuhlgang nicht zu normalisieren, weil das normale Verdauungsverhalten nachhaltig gestört ist. Deshalb ersetzt man das aggressive Abführmittel zunächst durch ein harmloseres, das trotzdem für eine geregelte Stuhlabgabe sorgt. Dazu eignen sich salinische Abführmittel wie Magnesium, Bitter- und Glaubersalz, die man als Ersatz für die bisherigen Mittel allerdings in wesentlich höheren Mengen als üblich einnehmen muss. Falls der Stuhl immer noch hart ist und bei der Entleerung Beschwerden verursacht, kann man auch zusätzlich hin und wieder unmittelbar im Enddarm wirkende glyzerinhaltigen Zäpfchen verwenden. Auch ein Klistier oder Einlauf kann rasche Unterstützung bringen.

Parallel zu diesen Bemühungen muss man die Ernährung ohne Wenn und Aber umstellen. Wer bislang die meiste Zeit vor allem hinter Schreibtisch und Steuer verbrachte, sollte sich künftig mehr Bewegung gönnen und Hektik und Stress aus dem Wege gehen.

Wenn man sich so dem starken Abführmittel entwöhnt hat und die Verdauung befriedigend funktioniert, folgt der letzte Schritt der Entwöhnungskur. Man versucht nun, auch die „harmloseren" Mittel immer seltener und in kleinerer Dosis einzunehmen, und vertraut den neuen Ernährungsgewohnheiten und dem Körper: Der Darm dürfte inzwischen wohl wieder ganz normal funktionieren.

Magnesiumpräparate sind als Abführmittel besonders zu empfehlen, weil die bisher eingenommenen aggressiven Abführmittel den Organismus viel Magnesium gekostet haben.

Äußerst wichtig ist, täglich mindestens 2 bis 3 Liter Flüssigkeit zu trinken.

Nachdenken über die richtige Ernährung

Richtige Ernährung Eine spezielle Diät – so wie zum Beispiel für Diabetiker oder Nierenkranke – gibt es für Menschen mit Verstopfung und Analproblemen nicht. Würden wir uns ausgewogen ernähren und genügend Ballaststoffe zu uns nehmen, wären bei uns Hämorrhoidalbeschwerden fast unbekannt.

Für eine geregelte Verdauung ist es wichtig, dass Ihr Speiseplan ausreichend Ballaststoffe enthält. Das ist freilich nicht die einzige Vorgabe, denn von Ballaststoffen allein könnten wir nicht existieren. Die Kost muss daher ausgewogen sein. Unsere Ernährung besteht aus den Grundsäulen Eiweiß, Fett, Kohlenhydrate und den Ballaststoffen. Dabei ist es aber entscheidend, in welchem Verhältnis wir diese einzelnen Komponenten zu uns nehmen.

Eiweiß ist in Fleisch, Fisch und Eiern enthalten, aber auch in Milch und Käse, in Getreide, Nüssen, Kartoffeln und Soja. Eiweiß ist der wichtigste Baustein unseres Körpers, aber weil der Körper in der Lage ist, einen Teil dieser Bausteine selbst zu bilden, ist sein externer Bedarf relativ gering. Wer viel Fleisch verzehrt, führt dem Körper eine Eiweißmenge zu, die er gar nicht braucht. Der Eiweißbedarf könnte auch durch Fisch, Eier, Milchprodukte, Hülsenfrüchte, Getreide und Kartoffeln gedeckt werden.

Ein zu üppiger Fleischkonsum bringt große Nachteile, denn Fleisch enthält relativ viel Fett. Es ist aber nicht einfach, die Fettaufnahme zu kontrollieren, weil

Als Ballaststoffe bezeichnet man Pflanzenfasern, die nicht verdaut werden können. Es sind Lignin, Rektin und Zellulose.

Fett ist zweifellos ein „Dickmacher", doch darf man Fett auch nicht verteufeln: Ohne Fett könnte unser Körper zum Beispiel die Vitamine A, D, E und K nicht verwerten.

sich Fett in vielen Nahrungsmitteln versteckt: in der geliebten Wurst, in Knabberzeug, in Backwaren und in Pommes frites.

Und schließlich der Zucker! Ihm begegnen wir auf Schritt und Tritt. Zucker gelangt nach der Nahrungsaufnahme rasch in den Kreislauf. Er schadet nicht nur den Zähnen, sondern auch dem Darm. Mit einer Dose Coca-Cola am Tag haben wir bereits das Doppelte der täglichen Zuckerration konsumiert. Stärke wird im Körper ebenfalls in Zucker umgewandelt, allerdings geht dies langsam und kostet den Organismus viel Energie.

Für eine gesunde Ernährung müssen wir stärke- und ballaststoffreichen Lebensmitteln den Vorzug geben, dürfen dabei aber nicht auf eine ausgewogene Versorgung mit Eiweiß, Kohlenhydraten und Fett verzichten.

Der tägliche Zuckeranteil sollte nicht die 10-%-Marke der gesamten Kalorienaufnahme überschreiten. Stärke wird im Körper langsam abgebaut und sättigt deshalb dauerhafter als reiner Zucker.

Essen Sie täglich

- 5 bis 7 Scheiben Brot (ca. 275 g).
- 1 Portion (ca. 250 g) Kartoffeln, Reis oder Nudeln (bevorzugen Sie Vollkornprodukte).
- mindestens 1 Portion (ca. 75 g) Salat und 1 Portion (ca. 200 g) Gemüse (bevorzugen Sie frisches Gemüse, vermeiden Sie Konserven).
- 1 bis 2 Portionen Obst (ca. 225 g).
- 1/4 l fettarme Milch oder 3 Scheiben fettarmen Käse (ca. 90 g)
- höchstens 40 g Streichfett (ca. 2 Esslöffel).
- pro Woche 1 bis 2 Portionen Seefisch (à 150 g), 2 bis 3 Portionen Fleisch (à 150 g), höchstens 2- bis 3-mal Wurst (à 50 g) und bis zu 3 Eier.
- Trinken Sie täglich 1 1/2 l Flüssigkeit (Wasser, Mineralwasser, Gemüsesäfte, ungesüßte Kräuter- und Früchtetees oder verdünnte Obstsäfte).

Neben diesen Verzehrsempfehlungen können Sie auch viele andere wichtige Informationen zum Thema gesunde Ernährung bei der Deutschen Gesellschaft für Ernährung (DGE) anfordern.

Stellen Sie Ihre Ernährung um

Ernährungsumstellung Wenn Sie begriffen haben, dass Ihre bisherigen Essgewohnheiten Ihrem Verdauungssystem nichts Gutes antun, ist das ein wichtiger Schritt. Doch eine Umstellung lässt sich nicht von heute auf morgen durchführen. Gehen Sie klug und behutsam an diese Aufgabe heran.

Machen Sie sich bewusst, dass die Umstellung auf eine ballaststoffreiche Ernährung eine fundamentale Änderung Ihres Lebensstils ist und keine Diät, die man eben eine Zeit lang eisern durchhalten muss, um später wieder „normal" essen zu dürfen.

Wem eine ballaststoffreiche Ernährung bislang fremd war, dem wird es nicht leicht fallen, sich umzugewöhnen. Der Verstand sagt einem oft sehr unbestechlich, was richtig und besser wäre – und trotzdem halten wir uns nicht an diese Vorgaben. Wir haben tausenderlei Gründe, weshalb wir so klar gefasste Vorsätze brechen und wieder ins alte Fahrwasser zurückfallen, zwar mit schlechtem Gewissen, aber wir tun es. So läuft das vielfach, wenn man das Rauchen aufgeben oder sich endlich ans Abnehmen wagen will.

Besser ein kleiner Schritt voran

Wenn Sie Ihre bisherigen Essgewohnheiten heute aufgeben und ab morgen ausschließlich „gesund" leben wollen, wird das mit Sicherheit misslingen. Schuld daran ist nicht nur Ihr Gaumen, der sich an Hamburger, fette Pommes frites, Kekse und Schokoriegel gewöhnt hat, auch Ihr Körper würde da nicht mitmachen und Ihnen mit einem unangenehmen Druck im Magen, Völlegefühl und hartnäckigen Blähungen signalisieren, dass diese neue Kost offenbar alles andere als bekömmlich ist. Und das Resultat? Sie hätten gute Gründe, wieder mit gutem

Nach einer ausreichenden Eingewöhnungsphase sollten Sie mindestens 30 Gramm Ballaststoffe pro Tag zu sich nehmen.

Gewissen zu den alten Esspraktiken zurückzukehren und mit Ihren Hämorrhoidenknoten weiterzuleben. Beginnen Sie deshalb behutsam. Tauschen Sie bei den einzelnen Mahlzeiten hier und da ballaststoffarme gegen ballaststoffreiche Nahrungsmittel aus. Reichern Sie vielleicht am Anfang Ihre normalen Mahlzeiten nur mit Ballaststoffpräparaten (zum Beispiel Weizenkleie, Leinsamenschrot) an. Erhöhen Sie außerdem einfach die Gemüse- und Obstmengen. Das fällt Ihnen erst gar nicht sonderlich auf. Probieren Sie zum Frühstück doch einmal ein Müsli mit Dickmilch, Joghurt oder Kefir, und süßen Sie dieses am besten mit Trockenfrüchten. Schließlich versuchen Sie, Ihr geliebtes Mischbrot – die knusprigen Brötchen und Croissants – gegen Vollkornprodukte einzutauschen.

Achten Sie darauf, dass Sie mindestens 2 Liter Flüssigkeit (Wasser, Tee) pro Tag trinken, damit die Ballaststoffe gut quellen können und den Stuhl so gleitfähig machen.

Tipps zur Ernährungsumstellung

- Ersetzen Sie Weißbrot, Toastbrot und Brötchen durch Vollkorn-, Leinsamen-, Graham-, Mehrkornbrot, Vollkorntoast und Pumpernickel.
- Kresse, Spargel, Gurken, Kopf- und Ackersalat werden gegen Bohnen, Linsen, Rosenkohl, Brokkoli, Kohl, Sprossen und Keimlinge eingetauscht.
- Beilagen wie Teigwaren und polierter Reis lassen sich leicht ersetzen durch Vollkornteigwaren, Naturreis, Haferflocken, Buchweizen, Grünkern, Gerste, Hirse, Roggen und Weizen.
- Besser als Puddings und Cremespeisen munden frisches Obst, Grütze, Kompott und Backobst.
- Und als süße Belohnung oder zum Kaffee: Statt der üblichen Waffeln, Kekse, Kuchen und Torten genießen Sie jetzt Früchtekuchen, Vollkornkekse und Nussgebäck.

Durch die industrielle Verarbeitung unserer Nahrungsmittel wird der Ballaststoffgehalt erheblich vermindert oder sogar ganz zerstört. Deshalb sollten Sie grundsätzlich nur frische und möglichst unbearbeitete Lebensmittel verwenden: Vollkornprodukte.

Verschiedene Lebensmittel und ihr Ballaststoffgehalt

Ballaststoffe Sie müssen Ihren Speiseplan nicht mit dem Taschenrechner in der Hand zusammenstellen. Studieren Sie aber die Tabelle auf den folgenden Seiten ruhig einmal ausführlicher und machen Sie sich einmal klar, welche Nahrungsmittel welchen Ballaststoffgehalt aufweisen. Diese Informationen helfen Ihnen auch beim Einkaufen und Zusammenstellen Ihres neuen Speisezettels.

Für Ihre Darmsanierung sind Ballaststoffe sicher das A und O, allerdings muss Ihre Ernährung ausgewogen sein, und das ist mehr, als nur den Ballaststoffgehalt im Blick zu haben. Denn der ausschließliche Blick auf die Ballaststoffe garantiert natürlich noch keine vollwertige Ernährung.

Falsch ist es aber keinesfalls, künftig alle industriell verarbeiteten, „raffinierten" Produkte vom Speiseplan zu streichen, so gut sie Ihnen bisher auch geschmeckt haben. Sie sollten eine Vollwertkost anstreben, also darauf achten, nur das auf den Tisch zu bringen, was möglichst noch in dem Zustand ist, wie es die Natur liefert. Streichen Sie möglichst ganz Nahrungsmittel, die stark verarbeitet sind – wählen Sie frisches Gemüse anstatt Konserven. Bevorzugen Sie eine ovo-lacto-vegetabile Kost, reduzieren Sie Fleisch und Wurst. Auf Ihr geliebtes Glas Wein oder Ihren Kaffee müssen Sie nicht verzichten – aber genießen Sie beides in Maßen.

Eine ovo-lacto-vegetabile Kost besteht aus pflanzlichen Nahrungsmitteln, Milchprodukten und Eiern.

Was kann ich selbst tun?

◆	Ananas	1,0 g
◆	Ananas (Konserve)	0,9 g
◆	Apfel (getrocknet)	10,1 g
◆	Apfel (ungeschält)	3,0 g
◆	Apfelmus (Konserve)	1,5 g
◆	Aprikosen	1,5 g
◆	Aprikosen (getrocknet)	8,6 g
◆	Aprikosen (Konserve)	1,7 g
◆	Artischocken	10,8 g
◆	Auberginen	2,8 g
◆	Avocado	6,3 g
◆	Bananen	1,8 g
◆	Birnen	3,3 g
◆	Birnen (Konserve)	2,5 g
◆	Bleichsellerie	2,6 g
◆	Blumenkohl	2,9 g
◆	Bohnen, grün	1,9 g
◆	Bohnen, grün (Konserve)	2,9 g
◆	Bohnen, weiß (getrocknet)	17,0 g
◆	Brokkoli	3,0 g
◆	Brombeeren	3,2 g
◆	Brötchen, Semmeln	3,0 g
◆	Brunnenkresse	1,5 g
◆	Buchweizen, geschältes Korn	3,7 g
◆	Buchweizengrütze	3,2 g
◆	Buchweizenvollmehl	3,5 g
◆	Cashewnüsse	2,9 g
◆	Champignons	2,0 g
◆	Champignons (Konserve)	2,3 g
◆	Chicorée	1,3 g
◆	Chinakohl	1,9 g
◆	Cornflakes	4,0 g
◆	Datteln (getrocknet)	8,7 g

Auf den folgenden Seiten nennen wir Ihnen eine Reihe von Beispielen für den Ballaststoffgehalt von Lebensmitteln, und zwar in Gramm für jeweils 100 Gramm verzehrbare Menge. Sie sollen so einen ersten Überblick gewinnen, welche Nahrungsmittel sich für Ihre neue Kost eignen.

Essen Sie täglich bevorzugt:
- frisches Gemüse
- Rohkost
- Salat
- frisches Obst
- Kartoffeln
- Vollkornbrot
- Milchprodukte (fettarm)

◆	Edelkastanien, Maronen	8,4 g
◆	Eierteigwaren	3,4 g
◆	Eisbergsalat	1,8 g
◆	Endivien	1,2 g
◆	Erbsen, geschält (getrocknet)	16,6 g
◆	Erbsen, grün	4,3 g
◆	Erbsen, grün (Konserve)	4,9 g
◆	Erdbeeren	1,6 g
◆	Erdbeeren (Konserve)	1,2 g
◆	Erdnüsse	10,9 g
◆	Feigen (getrocknet)	12,9 g
◆	Feldsalat	1,5 g
◆	Fenchel	4,2 g
◆	Gartenkresse	3,5 g
◆	Gerste, ganzes Korn	9,8 g
◆	Gerstengraupen	4,6 g
◆	Gerstenmehl	5,0 g
◆	Grahambrot	8,4 g
◆	Grapefruit	1,6 g
◆	Grünkern (Dinkel), ganzes Korn	8,8 g
◆	Grünkernmehl	8,4 g
◆	Grünkohl	4,2 g
◆	Gurken	0,5 g
◆	Hafer, ganzes Korn	5,6 g
◆	Haferflocken	5,4 g
◆	Haselnüsse	8,2 g
◆	Heidelbeeren	4,9 g
◆	Himbeeren	4,7 g
◆	Hirse, geschältes Korn	3,8 g
◆	Holunderbeeren	4,0 g
◆	Johannisbeeren, rot	3,5 g
◆	Johannisbeeren, schwarz	6,8 g
◆	Kartoffeln	2,1 g

Was kann ich selbst tun?

◆	Kichererbsen (getrocknet)	21,4 g
◆	Kirschen (Konserve)	0,9 g
◆	Kirschen, sauer	1,0 g
◆	Kirschen, süß	1,3 g
◆	Kiwi	2,1 g
◆	Knäckebrot	14,6 g
◆	Kohlrabi	1,4 g
◆	Kohlrüben, Steckrüben	2,4 g
◆	Kokosnüsse	9,0 g
◆	Kopfsalat	1,4 g
◆	Kürbis	2,2 g
◆	Leinsamen	38,6 g
◆	Linsen (getrocknet)	10,6 g
◆	Litschi	1,6 g
◆	Mais, ganzes Korn	9,2 g
◆	Maismehl	9,4 g
◆	Mandarinen	1,7 g
◆	Mandeln, süß	15,2 g
◆	Mango	2,1 g
◆	Mirabellen	1,3 g
◆	Mohn	20,5 g
◆	Möhren	3,6 g
◆	Möhren (Konserve)	3,5 g
◆	Naturreis	2,2 g
◆	Orange	1,6 g
◆	Paprikaschote	3,6 g
◆	Pfifferlinge	4,7 g
◆	Pfifferlinge (getrocknet)	58,3 g
◆	Pfifferlinge (Konserve)	4,7 g
◆	Pfirsich	1,9 g
◆	Pfirsich (getrocknet)	11,7 g
◆	Pfirsich (Konserve)	1,1 g
◆	Pflaumen	1,6 g

Verzichten Sie weitgehend auf:
- ◆ Zucker
- ◆ Süßigkeiten
- ◆ Marmelade
- ◆ Honig

Reduzieren Sie Ihren Verzehr von:
- ◆ Fett (Öl, Butter, Margarine)
- ◆ Fleisch
- ◆ Wurst
- ◆ fettem Geflügel

◆ Pflaumen (getrocknet)	5,0 g
◆ Pflaumen (Konserve)	1,5 g
◆ Pistazien	10,6 g
◆ Popcorn	8,0 g
◆ Porree, Lauch	2,3 g
◆ Preiselbeeren (Konserve)	2,5 g
◆ Radieschen	1,6 g
◆ Reineclauden	2,3 g
◆ Reis, poliert	1,4 g
◆ Rettich	2,5 g
◆ Rhababer	3,2 g
◆ Roggen, ganzes Korn	13,2 g
◆ Roggenbrot	6,5 g
◆ Roggenkeime	12,0 g
◆ Roggenmehl, Type 1150	8,6 g
◆ Roggenmehl, Type 1740	10,7 g
◆ Roggenmehl, Type 1800	13,7 g
◆ Roggenmischbrot	6,2 g
◆ Roggenvollkornbrot	8,1 g
◆ Roggenvollkornmehl	13,7 g
◆ Rosenkohl	4,4 g
◆ Rosinen	5,4 g
◆ Rote Bete	2,5 g
◆ Rote Bete (Konserve)	2,4 g
◆ Rotkohl	2,5 g
◆ Sauerkraut (Konserve)	2,2 g
◆ Schwarzwurzeln	17,0 g
◆ Semmelmehl	5,3 g
◆ Sesamsamen	11,2 g
◆ Sojasprossen	2,6 g
◆ Sojasprossen (Konserve)	2,0 g
◆ Sonnenblumenkerne	6,3 g
◆ Spargel	1,5 g

Auf Genussmittel wie Wein oder Kaffee müssen Sie nicht völlig verzichten, doch halten Sie diese Genüsse in Grenzen – umso genussvoller sind sie dann.

Was kann ich selbst tun?

◆	Spargel (Konserve)	1,3 g
◆	Spinat	2,6 g
◆	Stachelbeeren	3,0 g
◆	Steinpilze	6,0 g
◆	Steinpilze (getrocknet)	55,3 g
◆	Sultaninen	5,4 g
◆	Tamarillo	1,5 g
◆	Tomaten	1,0 g
◆	Tomaten (Konserve)	0,6 g
◆	Vollkornteigwaren, roh	11,5 g
◆	Vollkornzwieback	12,0 g
◆	Walnüsse	6,1 g
◆	Wassermelone	0,2 g
◆	Weintrauben	1,5 g
◆	Weißbrot	3,2 g
◆	Weißkohl	3,0 g
◆	Weizen, ganzes Korn	10,3 g
◆	Weizenflocken	10,0 g
◆	Weizengrieß	7,1 g
◆	Weizenkeime	17,7 g
◆	Weizenkleie	45,4 g
◆	Weizenmehl, Type 405	4,0 g
◆	Weizenmehl, Type 1050	5,2 g
◆	Weizenmehl, Type 1700	12,9 g
◆	Weizenmischbrot	4,6 g
◆	Weizentoastbrot	3,7 g
◆	Weizenvollkornbrot	7,4 g
◆	Weizenvollkornmehl	12,9 g
◆	Wirsingkohl	2,6 g
◆	Zucchini	1,1 g
◆	Zuckermais	2,8 g
◆	Zuckermelone, Honigmelone	0,7 g
◆	Zwiebel	1,8 g

Von der Deutschen Gesellschaft für Ernährung können Sie sich detaillierte Lebensmitteltabellen schicken lassen, aus denen Sie ersehen können, welche Anteile an Eiweiß, Fett, Kohlenhydraten und Ballaststoffen die einzelnen

Viel Bewegung hilft bei Hämorrhoiden

Bewegung und Sport

Eines der größten Probleme unserer Industriegesellschaft ist der Bewegungsmangel. Im Alltag nutzen wir Auto, Lift und Rolltreppe und in der Freizeit versuchen wir, dieses Manko mit – häufig extremem – Sport wieder wettzumachen. Richtige und ausreichende Bewegung bei einer ballaststoffreicher Ernährung garantiert eine gesunde Verdauung – das beste Mittel gegen Hämorrhoidalprobleme.

Der Körper braucht Bewegung an sich, denn nur durch ständige Benutzung bleiben Muskulatur und Gelenke leistungsfähig. Doch Bewegung ist auch für eine gut funktionierende Verdauung entscheidend. Sie können es an sich selbst beobachten: Wenn Sie einmal für mehrere Tage wegen einer Krankheit oder sogar einer Operation das Bett hüten müssen, haben Sie mit Sicherheit Probleme mit der Verdauung. Auch eine ballaststoffreiche Kost würde daran wenig ändern. Dem Darm fehlt nämlich einfach die Bewegung!

Wenn Sie eine halbe Stunde durch den Wald joggen oder auf dem Trampolin hüpfen, wird der Bauchraum rhythmisch erschüttert und damit auch der Darm. Diese kräftigen Bewegungen von außen unterstützen die automatischen Darmbewegungen und intensivieren so den Verdauungsprozess. Der Darminhalt wird noch etwas rascher weitertransportiert. Das bedeutet, dass ihm nicht zu viel Wasser entzogen wird und er sich so nicht zu sehr verfestigen kann.

Kräftige, rhythmische Körperbewegungen übertragen sich auf den Darm und verstärken die Darmperistaltik.

Muss es unbedingt Sport sein?

Nicht alle Bewegungsarten unterstützen die Darmperistaltik. Fahrradfahren fordert zwar die Muskulatur und den Kreislauf heraus, doch der Bauch wird dabei nicht arg strapaziert. Es muss eine Bewegungsart sein, bei der der Körper in Auf- und Abbewegungen versetzt wird. Das ist beispielsweise beim Laufen der Fall, sogar noch beim Wandern oder Spazierengehen. Besonders kräftig wird der Bauch beim Springen und Hüpfen durchgeschüttelt. Denken Sie nur an die heftigen Bewegungen, die man beim Trampolinspringen oder Seilhüpfen ausübt. Aber auch Ballspiele jeder Art eignen sich, weil man dabei läuft und springt und den Körper in jeder Richtung bewegt.

Wenn Sie sich sportlich betätigen, wird Ihnen eine problemlose Verdauung diese Mühe danken, doch es muss nicht unbedingt Sport sein. Verzichten Sie öfters aufs Auto und marschieren Sie ins Einkaufszentrum, oder benutzen Sie dazu das öffentliche Verkehrsmittel; auch mit letzterem trainieren Sie den Darm besser, als wenn Sie nur hinter dem Steuer sitzen.

Wichtig ist, dass Sie sich regelmäßig bewegen, nicht nur im Urlaub oder am Wochenende. Nehmen Sie sich einfach vor, täglich eine Viertelstunde um den Häuserblock zu joggen oder abends eine halbe Stunde mit dem Hund spazieren zu gehen. Und vergessen Sie nicht, dass Sie dabei auch besser „abschalten" können und so die Chance haben, sich von der psychischen Alltagsbelastung – auch dies ein nicht unwesentlicher Faktor bei Verstopfung – freizumachen.

Bei Hämorrhoiden allerdings ist von allen Sportarten und Arbeiten, bei denen man pressen muss – beispielsweise Kraftsportarten oder das Tragen schwerer Gegenstände –, abzuraten, weil dadurch der Blutstau in den Schwellkörpern zusätzlich verstärkt wird.

Besonders günstig bei Verstopfung sind Sportarten wie:
- Trampolinspringen
- Alpinskifahren
- Skilanglauf
- Dauerlauf, Joggen
- Gymnastik
- Leichtathletik
- Schwimmen
- Ballspiele
- Tennis

Gewöhnen Sie sich an, sich jeden Tag mindestens eine halbe Stunde zu bewegen.

Sportarten, bei denen man pressen muss, sind bei Hämorrhoiden sehr ungünstig.

Umgang mit Berufs- und Alltagshektik

Stress Gerne schieben wir gesundheitliche Probleme auf den Stress unseres Lebens. Das ist sicher eine zu allgemeine Erklärung. Stress hat auf den ersten Blick ursächlich nichts mit krankhaften Hämorrhoiden zu tun, doch seelische Anspannung kann sehr wohl auch die Entstehung eines Hämorrhoidenleidens fördern.

Innerer Stress wird verursacht durch Zeitdruck, Überforderung, Ärger oder Dauersanspannung.

Falsche Ernährung, mangelnde Bewegung, zu geringe Flüssigkeitszufuhr, Übergewicht, schlechte Hygiene – all das akzeptieren wir als Usachen für krankhafte Veränderungen der Hämorrhoiden. Psychische Probleme – Beziehungsprobleme, Sorgen um die Arbeitsstelle, Konkurrenzängste, Arbeitsüberforderung – schlagen sich zwar aufs Gemüt, rauben den Schlaf und belasten den Kreislauf – wie aber können sie Einfluss nehmen auf den Zustand unserer analen Schwellkörper?

Ein seelisch unausgeglichener Mensch läuft leicht Gefahr, sich falsch zu ernähren und die Forderungen seines Körpers zu ignorieren. Aus einer angespannten Lebenssituation resultieren sehr schnell Ernährungsfehler: Man isst unregelmäßig, hastig und unvernünftig. Außerdem hat man keine Zeit mehr, um ab und zu an die frische Luft zu kommen.

Die psychisch bedingten Sünden wider die natürlichen Bedürfnisse des Körpers schaffen Bedingungen, unter denen Hämorrhoiden dauerhaft anschwellen können. Doch die Psyche kann die Darmfunktion auch unmittelbar beeinträchtigen. Ein Ortswechsel kann sich bei manchen Menschen auch direkt auf die Verdauung niederschlagen: Bei jeder Reise leiden sie unter hartnäckiger Verstopfung, die ihnen zu Hause unbekannt ist. Oder bestimmte Situationen, die mit Ängsten verbunden sind, etwa eine Prüfung oder ein Vorstellungsgespräch, können zu Durchfall führen.

Magen und Darm besitzen ein eigenes Gehirn

Unser Verdauungssystem ist mit einem Geflecht von Nerven, dem enterischen Nervensystem (ENS), umsponnen, das aus 100 Millionen Nervenzellen besteht, mehr als das Rückenmark hat! Dieses „Bauchgehirn" arbeitet unabhängig von der Zentrale im Gehirn und sorgt beispielsweise dafür, dass Sekrete in Magen und Darm ausgeschüttet, dass Nährstoffe ins Blut aufgenommen und die Muskelkontraktionen gesteuert und synchronisiert werden, damit der Speisebrei bis zur Ausscheidung im richtigen Tempo transportiert wird. Für uns heißt dies, dass unter Umständen auch die Beseitigung von psychischem Druck zur Behandlung eines Hämorrhoidalleidens gehören kann.

Im Rahmen dieses Buches können wir Ihnen freilich wenig dazu sagen, wie Sie eventuelle psychische Belastungen mindern oder beseitigen. Wir können Sie nur mit einem Hinweis auf die Zusammenhänge zwischen Psyche und Darm dafür sensibilisieren, auch in Ihrem Leben Ordnung zu schaffen, falls da derartige Probleme bestehen. Außer dem wichtigsten Schritt, sich selbst Ursache und Ausmaß für solche Probleme klarzumachen, auch mit Hilfe eines Therapeuten, müssen Sie konkret etwas tun. Es gibt viele Techniken, wie man Stress in Beruf und Privatleben gelassener begegnet. Es gibt beispielsweise das bewährte autogene Training, die progressive Museklrelaxation nach Jacobson, aber auch Phantasiereisen, Mal- und Musiktherapien.

Gefühle und Stimmungen können auch die Muskulatur des Darms direkt beeinflussen: Psychische Probleme wirken sich so also auch direkt auf die Funktionen des Darms aus.

Prüfen Sie Ihre Lebensumstände. Wenn Sie meinen, dass es auch bei Ihnen bestimmte Stressfaktoren gibt, machen Sie sich diese klar und überlegen Sie, mit welcher Strategie Sie solche Situationen entschärfen können.

Atemgymnastik

Praktizierte Gesundheit

Den gesamten Körper mit sich selbst wieder in Einklang zu bringen, störende äußere Einflüsse auszuschalten und damit den einzelnen Organen Energie zu geben, ist das Ziel unzähliger Entspannungs- und Meditationstechniken. Da äußere Unruhe und Spannungen auch auf den Darm schlagen können, sollten Sie sich um eine Technik des Loslassens vom Alltagsstress bemühen.

Wir wollen Ihnen auf diesen beiden Buchseiten ein paar Tipps vermitteln, die eigentlich als Beispiel gedacht sind, wie einfach es ist, für Ihren Organismus etwas Gutes zu tun, wenn Sie sich bewusst und systematisch um Entspannung bemühen wollen.

Setzen Sie sich auf die Fersen. Bringen Sie dann die Arme in Schulterhöhe und legen Sie die Hände ineinander. Atmen Sie aus, dann atmen Sie wieder langsam ein.

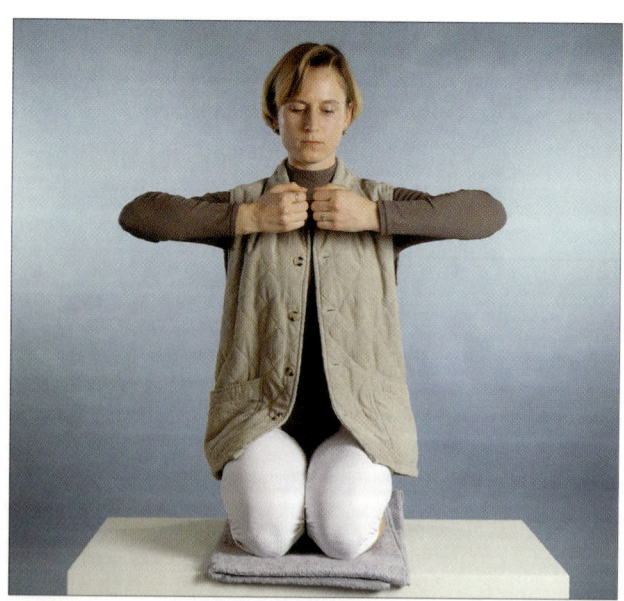

Was kann ich selbst tun? **105**

Den Begriff Entspannung nimmt man gerne und oft etwas zu leichtfertig in den Mund und weiss dann aber selten, wie man Körper und Psyche tatsächlich entspannt. Sich einfach nur durchhängen zu lassen – und sich womöglich gemütlich vor dem Fernsehgerät einzurichten – ist keine wirkliche Entspannung, sondern nur Zerstreuung. (Und womöglich gehört zu dieser „Gemütlichkeit" auch noch ein Schälchen Kartoffelchips …)

Wir möchten Ihnen hier eine Atemübung beschreiben, die völlig unkompliziert ist und die Sie aus dem Stand heraus probieren können.

Sie sollten diese Übung regelmäßig praktizieren, aber auch zwischendurch einmal, wenn Sie das Gefühl haben, dass Ihnen alles über den Kopf wächst. Diese Übung soll Ihren Allgemeinzustand verbessern und hat zuerst einmal vordergündig nichts mit Ihrer Verdauung zu tun. Wenn Sie aber entspannt sind, wird sich auch der Darm entkrampfen.

Beim Einatmen strecken Sie einen Arm zur Seite. Stellen Sie sich vor, dass Sie in beiden Händen eine Art starkes Gummiband halten, gegen dessen Widerstand sie bei der Armbewegung zur Seite ankämpfen müssen. Wenn der Arm ganz gestreckt und die Lunge mit Luft gefüllt ist, öffnen Sie die Hand, lassen den imaginären Riemen los und entspannen Sie die Muskeln. Dabei atmen Sie langsam aus. Wiederholen Sie diese Übung nun mit der anderen Hand.

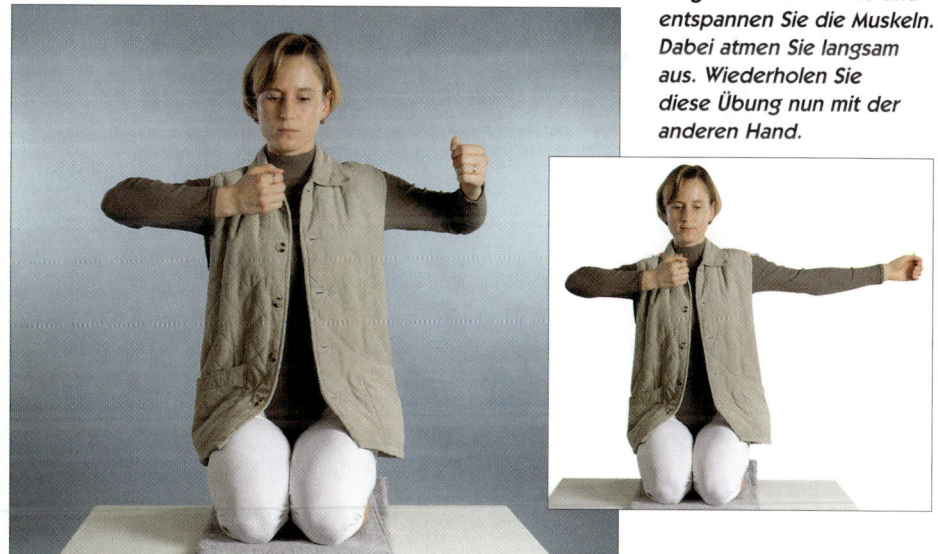

Übungen für den Darm

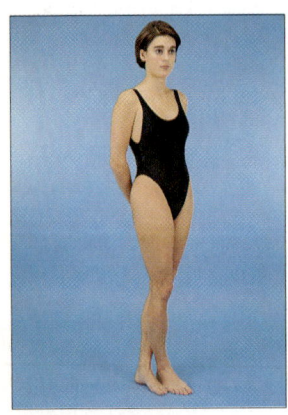

Kreuzen Sie im Stehen die Knöchel, drücken Sie die Knie zusammen. Nun pressen Sie die Gesäßmuskeln rhythmisch zusammen.

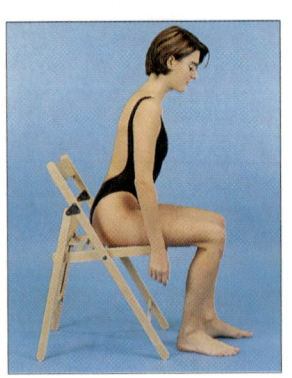

Mit dieser einfachen „Venenpumpübung" können Sie die Durchblutung des Hämorrhoidalgeflechts verbessern.

Gymnastik Dass Bewegung ein wichtiger Bestandteil einer Therapie bei Hämorrhoidalbeschwerden ist, haben Sie bereits gehört. Hier wollen wir Ihnen zeigen, welche speziellen Gymnastikübungen Ihre Probleme zusätzlich günstig beeinflussen können.

Es gibt keine spezielle Gymnastik für Menschen, die an vergrößerten Hämorrhoiden leiden. Sie wissen aber vielleicht, dass Frauen bei Inkontinenzproblemen, also bei eingeschränkter Fähigkeit, Harn willentlich zurückzuhalten, oder nach Schwangerschaften, die Organsenkungen nach sich ziehen, die Muskulatur ihres Beckenbodens zu kräftigen versuchen. Solche Übungen stärken bei Frauen natürlich auch den Schließmuskel.

Die männliche Anatomie unterscheidet sich aber von der weiblichen dadurch, dass der Beckenboden wesentlicher stabiler ist, weil er kleiner und nur an zwei Stellen unterbrochen ist. Trotzdem ist es auch für Männer sinnvoll, solche Übungen bei Hämorrhoidenproblemen durchzuführen.

Eine sehr einfache Übung, die Venenpumpübung, können Sie problemlos überall zwischendurch machen. Setzen Sie sich dazu aufrecht auf einen Stuhl oder eine andere Sitzgelegenheit. Spannen Sie dann Ihre Gesäßmuskeln so kräftig an, wie es Ihnen möglich ist, und halten Sie diese Spannung ein paar Sekunden lang. Sie werden dabei das Gefühl haben, dass Sie sich etwas vom Stuhl abheben. Praktizieren Sie diese Übung zehnmal hintereinander.

Was kann ich selbst tun? **107**

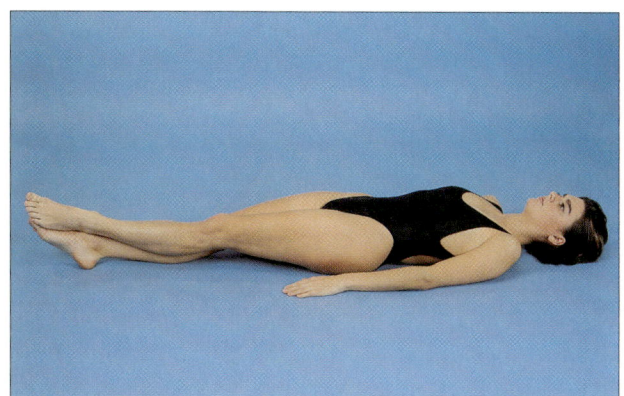

Legen Sie sich auf den Rücken und kneifen Sie den Schließmuskel zusammen. Lassen Sie diese Anspannung ein paar Sekunden andauern, dann entspannen Sie sich. Sie können dabei auch die Beine kreuzen und die Außenseiten der Füße gegeneinander pressen.

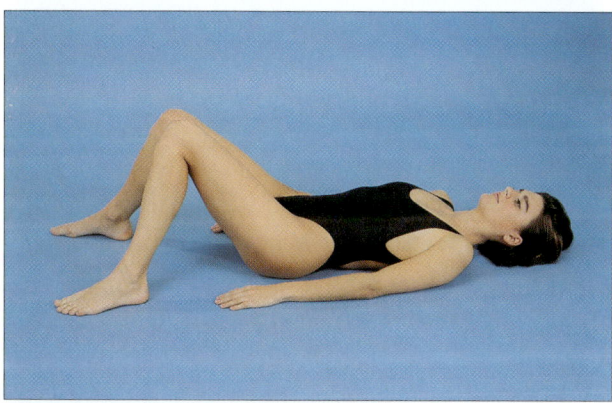

Eine „klassische" Beckenbodenübung:
(1) Legen Sie sich auf den Rücken, ziehen Sie die Beine an und lassen Sie die Füße flach auf dem Boden.

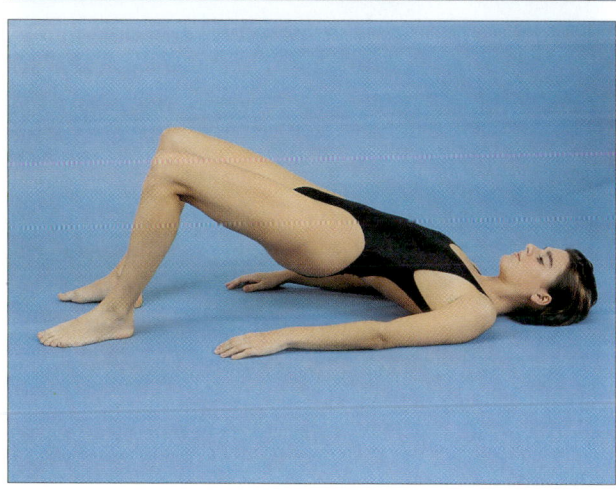

(2) Spannen Sie jetzt die Beckenbodenmuskulatur an und heben Sie gleichzeitig die Mitte Ihres Körpers. Bewegen Sie sich dann leicht mit der Körpermitte auf und ab.

Wenn Sie die Gesäßmuskeln rhythmisch anspannen, treiben Sie das Blut aus den Venen Richtung Herz. Wenn Sie dabei den Oberkörper, also das Herz, tiefer legen als den Unterleib, so unterstützt zusätzlich die Schwerkraft den Rückfluss des Blutes zum Herzen.

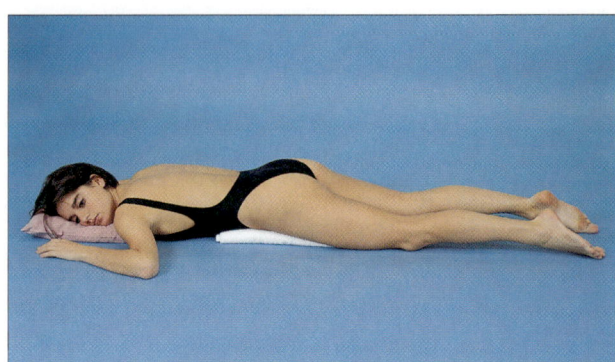

Fahren Sie zur Abwechslung mit den Beinen auch einmal Fahrrad! Legen Sie sich auf den Rücken, heben Sie die Beine und lassen sie wie beim Fahrradfahren langsam kreisen. Wichtig dabei: Strecken Sie die Knie durch, damit die Muskulatur auf der Rückseite der Beine angespannt wird. Legen Sie die Hände unter die Hüfte, um diese etwas anzuheben.

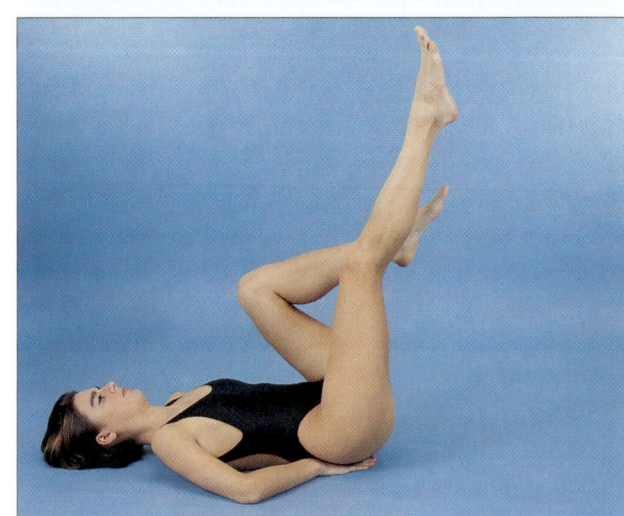

Auch bei dieser Übung liegt das Herz tiefer als der Unterleib und Sie können mit rhythmischer Anspannung der Gesäßmuskulatur das Blut aus den Gefäßen zurückpumpen.

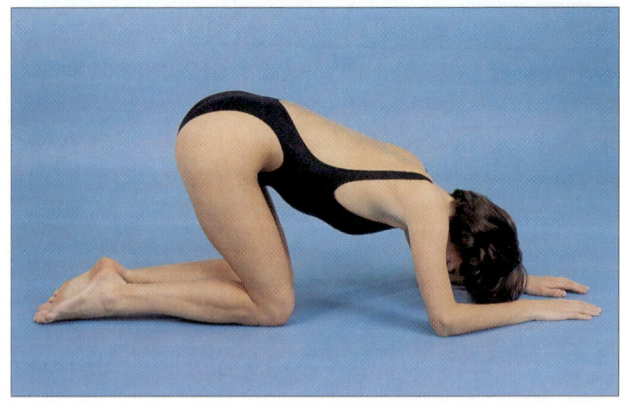

Was kann ich selbst tun?

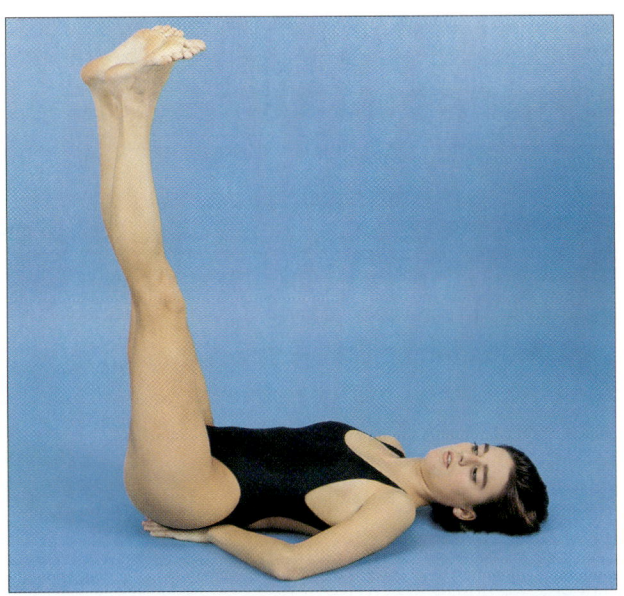

Sie liegen wieder auf dem Rücken, die Hände unter der Hüftpartie, um den Unterkörper etwas anzuheben. Sie können auch ein kleines Kissen oder ein gerolltes Handtuch unter den Po legen.
Jetzt strecken Sie die Beine in die Höhe und lassen die Füße leicht kreisen.

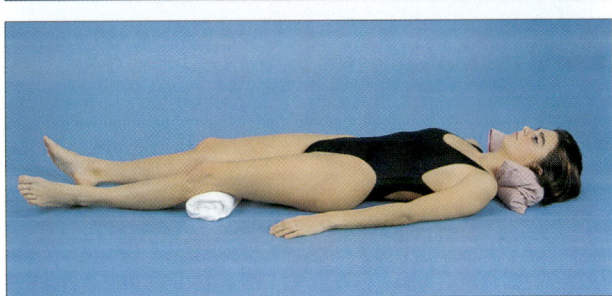

Nach diesen Übungen sollten Sie zur Ruhe kommen. Legen Sie sich auf den Rücken, ein Kissen im Nacken und unter den Knien. Tragen Sie keine beengenden Kleider. Liegen Sie ganz entspannt und ruhig, atmen Sie tief ein und aus.

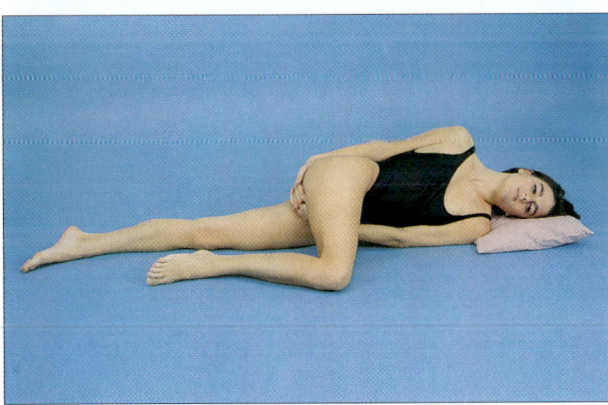

Eine weitere entspannende Übung: Vom Rücken drehen Sie sich auf die Seite. Das oben liegende Bein wird angewinkelt. Die Hand des oberen Arms greift die andere Hand im Schritt. Atmen Sie tief ein und wieder aus. Mit den Händen spüren Sie deutlich Ihr Atemholen.

Die richtige Hygienetaktik

Hygiene Eigentlich ist es eine Selbstverständlichkeit, von der fast jedermann glaubt, dass man nicht darüber sprechen müsse: Wie reinigt man den Po? Ohne Probleme ist dieses Thema freilich nicht, denn Ursache für manches Hämorrhoidalleiden oder andere Analbeschwerden ist eine mangelnde Analhygiene.

Selbstverständlich nimmt man sich für die Gesichtspflege viel Zeit: Warum ist einem aber der Po nicht ebenso viel wert?
Vor allem, wenn man an die Qualen denkt, die Hämorrhoidalknoten bescheren können ...

Nach dem Stuhlgang den Afterbereich zügig mit Toilettenpapier zu wischen, reicht leider in den meisten Fällen nicht aus. Doch die richtige Analhygiene sollte auch für den Gesunden ein wichtiges Thema sein, denn gerade dann, wenn man an dieser delikaten Körperstelle noch „nichts" hat, wendet man oft zu wenig Aufmerksamkeit auf diese spezielle Hygiene und trägt so möglicherweise zu der Entstehung von Hämorrhoidalleiden bei.

Problemzone After

Der Darmausgang ist von Natur aus eine problematische Zone. Hier wird die Masse der nicht verdaubaren Nahrungsbestandteile, die Stoffwechselprodukte und Darmbakterien ausgeschieden. Allein die Bakterien machen fast ein Drittel der Stuhlmenge aus! Beim Stuhlgang können Reste von ihnen in den Falten des Schließmuskels und der Analregion zurückbleiben.

Die Natur hat dieses Problem aber ganz gut gelöst: Wenn die Stuhlsäule nämlich ideal geformt ist, lässt sie kaum Reste im Ausscheidungsbereich zurück. Von der

Schleimhaut wird sie mit einer dünnen Schleimschicht überzogen, die eine geschmeidige Ausscheidung garantiert. Diese normale und saubere Ausscheidung ist dem möglichst hohen Anteil an Ballaststoffen im Stuhl zu verdanken: Bei der gesunden Verdauung enthält der Kot viele dieser Quellstoffe, die die noch im Stuhl befindlichen Wasserreste binden und so seine geschmeidige Beschaffenheit ausmachen.

Die Folgen zurückbleibender Verschmutzung

Der Stuhl kann von dieser Idealform abweichen. Wenn er zu dünn ist – er enthält in diesem Fall noch zu viel Wasser –, wird er in Haufen, deren Oberfläche über die Analhaut schmiert, abgesetzt. Dabei bleiben viele Reste des Darminhalts in der faltigen Hautzone und auch außerhalb des Afters zurück.

Harter Kot kann auf der Schleimhaut Risse verursachen, in denen dann Stuhlreste hängen bleiben können. Außerdem ist der Stuhl mit scharfen Verdauungssäften versetzt, die die Haut reizen, wenn sie zu lange darauf einwirken. Im feuchtwarmen Milieu der eng aufeinander liegenden Gesäßbacken gedeihen auch gerne Bakterien und Pilze.

Man sieht also, wie wichtig eine regelmäßige und sorgfältige Analhygiene ist, um Hämorrhoidenknoten zu vermeiden. Wenn man bereits unter vergrößerten Schwellkörpern leidet, sollte man noch peinlicher auf Sauberkeit achten, um die Entstehung entzündlicher Prozesse möglichst zu verhindern.

Analhygiene ist wichtig zur Verhütung von Hämorrhoiden und anderen Beschwerden im Analbereich. Sie ist unabdingbar, wenn bereits Hämorrhoiden vorliegen.

Po-Reinigung – ein wichtiges Geschäft

Mit dem üblichen Toilettenpapier führt man die erste grobe Reingung durch. Toilettenpapier gibt es in unterschiedlicher Qualität. Grobes Papier, das wie Schmirgelpapier auf die Haut wirkt, sollte man meiden und stattdessen zu weichem vliesartigem Reinigungspapier greifen, das die Haut schont.

Im Handel gibt es auch Nasspapiere in Boxen. Diese feuchten Vliestücher lassen sich einzeln entnehmen, der Rest kann – luftdicht verpackt – aufbewahrt werden. Für unterwegs werden kleinere Packungen mit Feuchttüchern angeboten. Für die Reise oder auch bei der Arbeit, wo man weder Bidet noch Waschbecken in der Toilettenkabine zur Verfügung hat, sind diese Reinigungsprodukte sicherlich eine gute Idee. Allerdings ist Vorsicht geboten: Die Hersteller versuchen, ihre Nasstücher mit Zusatzstoffen wie Kräuterextrakten, Düften und anderen Ingredienzen für den Verbraucher vordergründig attraktiv zu machen. Doch diese Zusätze reinigen nicht schlechter oder besser als Wasser, stattdessen können sie Allergien hervorrufen.

Trotz dieser Vorbehalte kann man Nasstücher, die auf Zusätze verzichten, in Notfällen verwenden. Doch wenn man gerade außer Haus ist und nicht die Möglichkeiten hat, sich ordentlich zu reinigen, so kann man das auch später zu Hause nachholen.

Wasser ist das beste Mittel

Alles, was Sie brauchen, ist ein Bidet, ein Waschbecken oder eine Duschkabine. Am bequemsten reinigen Sie sich mit Hilfe eines Bidets – unter der Dusche oder am Waschbecken ist das etwas umständlicher.

Spülen Sie mit Wasser gründlich nach und trocknen Sie sich mit einem weichen Handtuch sorgfältig ab.

Mit Toilettenpapier sollte man sich nur oberflächlich reinigen, um – vor allem bei billigem grobem Papier – die Haut nicht zu verletzen. Wichtig ist die anschließende Reinigung mit fließendem Wasser.

Tipps und Tricks für das große Geschäft

- Der Körper dankt Ihnen jede Regelmäßigkeit! Gewöhnen Sie sich deshalb an, möglichst immer zur gleichen Zeit auf die Toilette zu gehen.
- Wenn Sie Stuhldrang verspüren, suchen Sie eine Toilette auf. Es gibt nur wenige Gründe, sich da **Zwang** anzutun. Andernfalls laufen Sie nämlich Gefahr, sich eine Darmverstopfung anzutrainieren.
- Nehmen Sie Ihr großes Geschäft wichtig und lassen Sie sich **Zeit** dafür. Es ist gar nicht so verkehrt, sich mit einer Zeitung auf das Örtchen zurückzuziehen. Es ist zwar möglich, dass Sie wirklich unter Zeitdruck stehen, weil Sie einen unaufschiebbaren Termin haben oder Ihr Flugzeug geht, doch wirkliche Zeitnot ist selten. Es kommt darauf an, was Ihnen wichtiger ist, irgendwelche Termine oder Ihr körperliches Wohlbefinden.
- Wenn Sie auf der Toilette sitzen, **entspannen** Sie sich bitte! Atmen Sie zuerst einmal tief durch.
- Wenn der Stuhl nicht gleich von selbst in Gang kommen will, **pressen** Sie **nicht** mit aller Kraft los! Sonst drücken Sie nur zusätzliches Blut in die Hämorrhoidalknoten. Pressen Sie ruhig, sanft, lieber etwas länger und in Intervallen.
- Wenn Sie die **Füße** mit Hilfe eines Schemels etwas **hoch stellen**, entleeren Sie den Darm viel entspannter.
- Nehmen Sie sich Zeit für die **Analhygiene**. Vermeiden Sie Toilettenpapier von schlechter Qualität und reinigen Sie Ihren Po anschließend mit Wasser – am besten mit Hilfe eines Bidets.

Auch dieses Thema erscheint aufs Erste peinlich und banal: Wie verhält man sich auf der Toilette? Wie verrichtet man am besten sein Geschäft? Aber auch da lässt sich eine ganze Menge falsch machen!

Die Verrichtung auf der Toilette sollte man nicht nur so nebenbei wie etwas Verbotenes, das möglichst niemand mitbekommen sollte, erledigen.

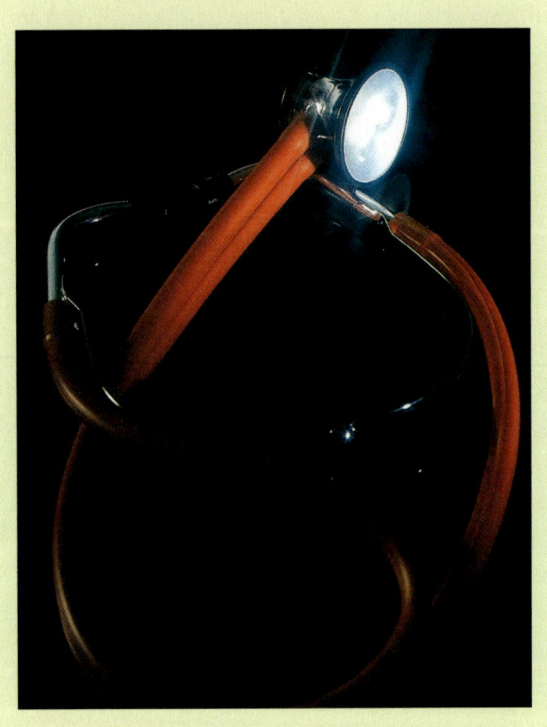

Fragen und Antworten aus der Praxis

Dieses Kapitel versucht, Ihnen Einblick in die ärztliche Erfahrung zu vermitteln.
Es beantwortet einige häufige Fragen, soweit sie nicht schon in den vorangegangenen Kapiteln abgehandelt wurden. Selbstverständlich sind die Menschen verschieden und somit ist jedes Problem individuell. Trotzdem werden Sie erkennen, dass Sie viele Fragen gar nicht mehr zu stellen brauchen, wenn Sie die vorherigen Kapitel gelesen haben und sich auch noch den nächsten Seiten widmen.

Wenn man zum ersten Mal beim Stuhlgang oder danach Schmerzen im After verspürt, verbunden vielleicht mit einer Blutung, muss man dann sofort zum Arzt gehen oder kann man es selbst mit einer Hämorrhoidalsalbe aus der Apotheke versuchen?

Das Problem ist die Diagnose. Nur der Arzt kann sie stellen, wenn er mit seinen Instrumenten (Proktoskop oder Rektoskop) den Analkanal inspiziert. In den meisten Fällen wird es sich bei den Symptomen wie Schmerzen beim Stuhlgang und Abgang hellroten Blutes um Hämorrhoiden handeln, doch sicher lässt sich dies nie sagen. Aus diesem Grund sollten Sie die Mühe eines Arztbesuches nicht scheuen. Zur Not können Sie sich aus der Apotheke aber auch rezeptfreie Zäpfchen besorgen und diese nach Anleitung des Herstellers anwenden. Wenn sich Ihre Beschwerden aber innerhalb von zwei Wochen nicht legen, müssen Sie unbedingt zum Arzt.

Können Hämorrhoiden nicht auch bösartig sein?

Mit Krebs haben krankhaft vergrößerte Hämorrhoiden nichts zu tun! Sie brauchen also keine Angst zu haben. Freilich kann sich hinter den Symptomen eines Hämorrhoidalleidens auch eine andere Darmerkrankung verbergen. Diese muss nicht unbedingt bösartig sein, doch sie kann bösartig werden, wenn man sie nicht rechtzeitig erkennt und behandelt. Und selbst eine Krebsgeschwulst im Dickdarm kann, wenn sie rechtzeitig erkannt wird, behandelt und geheilt werden. Krebs ist nur dann ein sicheres Todesurteil, wenn man eine Behandlung hinausschiebt.

Was ist zu tun, wenn der Arzt eine rektale Untersuchung unterlässt und nur eine Hämorrhoidensalbe oder Zäpchen verschreibt?

In diesem Fall ist es Ihr gutes Recht, auf einer genauen Untersuchung Ihres Analbereichs zu bestehen. Ohne dass der Arzt die äußere Afterumgebung und den Analkanal mit dem Finger inspiziert, kann er keine Diagnose stellen. In den meisten Fällen wird sich eine weitere Untersuchung mit einem Instrument anschließen. Ist dies nicht der Fall, sollten Sie mit Ihrem Arzt darüber sprechen und ihm vorschlagen, Sie an einen proktologisch kundigen Kollegen zu überweisen.

Ist es nicht peinlich, beim Arzt über Analbeschwerden zu sprechen oder sich dieser intimen Untersuchungsprozedur zu unterziehen?

Für Ihren Arzt ist dieses Thema und die Untersuchung absolute Routine. Sie können sich ihm in jeder Hinsicht anvertrauen. Ihr Arzt will Ihnen helfen, und das kann er nur, wenn Sie ihm auch die kleinste Kleinigkeit berichten, die Sie an Ihrem Körper beobachtet haben. Lassen Sie ihn entscheiden, ob die eine oder andere Tatsache unwesentlich ist. Er wird nicht über Sie lächeln, im Gegenteil: Sie helfen ihm, dass er eine genaue Diagnose stellen und Sie heilen kann.

Wenn der Stuhlgang bei Hämorrhoiden fest und hart ist und so große Schmerzen verursacht, kann man da nicht mit einem Abführmittel nachhelfen?

Um von Abführmitteln künftig unabhängig zu sein, sollten Sie sich langsam angewöhnen, ballaststoffreiche Nahrung zu sich zu nehmen. Freilich braucht es Zeit, bis sich Ihr Verdauungssystem darauf eingestellt hat und von alleine funktioniert. Zwischenzeitlich dürfen Sie durchaus bei einer starken Stuhlverstopfung mit einem Abführmittel nachhelfen. Verzichten Sie aber in jedem Fall auf darmirritierende Mittel, die zwar sehr schnell und durchschlagend abführen, doch einen übermäßigen Wasser- und Salzverlust des Körpers zur Folge haben, weil sie dem ganzen Körper Wasser entziehen. Außerdem bekommt dünnflüssiger Stuhl den Hämorrhoiden ebenso wenig wie zu harter Stuhl. Der Schließmuskel leidet darunter, denn er braucht sein tägliches Training durch normalen Stuhlgang. Entzündungen könnten ebenfalls entstehen. Wenn Sie häufig Abführmittel benutzen, laufen Sie Gefahr, sich an diese zu gewöhnen und ohne ihre Hilfe überhaupt nicht mehr Ihrer Verstopfung Herr zu werden. Das liegt daran, dass die Steuermechanismen des Dickdarms bei Missbrauch solcher Mittel nicht mehr richtig reagieren.

Bestehen auch Bedenken gehen pflanzliche Abführmittel?

Viele Abführmittel pflanzlicher Natur (beispielsweise Aloe, Cascara, Faulbaum, Rhabarberwurzel, Sennesblättertee) wirken sehr drastisch und ruinieren den Darm bei regelmäßigem Gebrauch ebenso wie chemisch-synthetische Stoffe (Bisacodyl, Natriumpicosulfat, Phenolphthalein).

Welche Mittel kann man unbedenklich zum Abführen verwenden?

Wenn Sie Ihren trägen Darm – parallel zu einer Kostumstellung – wieder auf Trab bringen wollen, können Sie zuerst einmal alle Abführmittel verwenden, die Wasser im Darm zurückhalten. Dies sind: salinische Mittel wie Glaubersalz, Bittersalz oder Karlsbader Salz, ferner Laktulose, Mannitol, Milchzucker und Sorbit. Aber auch diese Mittel dürfen Sie nicht ständig einnehmen. Nach spätestens einem Monat müssen Sie darauf verzichten, wenn Sie sie dauernd eingenommen haben. Milchzucker und Laktulose dagegen in normaler Dosierung sind auch langfristig für den Darm eine sinnvolle Hilfe, da sie auch die Darmbakterien vorteilhaft beeinflussen.

Wie kann man Hämorrhoidalerkrankungen vorbeugen?

Theoretisch müsste jedermann krankhaft vergrößerten Hämorrhoiden vorbeugen können oder erst gar keine bekommen. Ein solch frommer Wunsch scheitert aber wohl fast immer daran, dass kaum jemand deshalb all die Spielregeln bei seiner Lebensführung – ausreichende Bewegung, ballaststoffreiche ausgewogene Ernährung, sorgfältige Analhygiene – beachtet, die zu berücksichtigen man als Hämorrhoidenpatient leider gezwungen ist. Denn: Unter was man nicht leidet, daran denkt man auch nicht.

Kann man einen Rückfall verhindern?

Wer einmal unter vergrößerten Hämorrhoiden gelitten hat, läuft natürlich Gefahr, dass er sie wieder bekommt. Das kann auch an einer bestehenden Gewebeschwäche liegen. Umso wichtiger ist es, sich an die Gebote zu halten, die wir in diesem Buch beschrieben haben. Wenn Sie sich künftig bewusst ernähren und nicht nur herumsitzen, sondern sich regelmäßig und ausdauernd bewegen, haben Sie gute Chancen, vor neuen Attacken verschont zu bleiben. Besonders nach operativen Eingriffen sollte es einem die wiedergewonnene Beschwerdefreiheit schon wert sein, die Mühe einer veränderten Lebensweise auf sich zu nehmen.

Wirken rezeptpflichtige Salben und Zäpfchen nicht besser und rascher als solche, die man ohne Rezept erhält?

Ein Hämorrhoidenmittel soll gegen die Entzündung, Schwellung und gegen den Schmerz wirken. Es gibt auch rezeptfreie Mittel, die eine gute Wirkung entfalten. Rezeptpflichtig sind Medikamente mit Substanzen, die nur unter Kontrolle des Arztes verabreicht werden sollen, und dies aus gutem Grund. Da Hämorrhoidenmittel meist nur lindern, aber die Schwellungen nicht zurückbilden, ist es wichtig, dass durch stark schmerzstillenden Mittel die Symptome nicht verdeckt werden.

Wirkt eine Salbe nicht besser als ein Zäpfchen?

Salben haben gegenüber Zäpfchen und Analtampons beträchtliche Nachteile. Mit dem Finger kann man sie ohnehin nicht gezielt an die Stelle bringen, wo sie wirken sollen. Deshalb sind den Packungen aufsteckbare Tüllen beigelegt, mit denen man die Salbe in den After einbringen kann. Zäpfchen sind dagegen viel praktischer. Analtampons haben den weiteren Vorteil, dass sie direkt in der Hämorrhoidalzone wirken können.

Wenn der Arzt kortisonhaltige Zäpfchen oder eine Kortisonsalbe verschreibt, ist das nicht sehr gefährlich?

Kortisonpräparate lassen sich gut einsetzen bei Hämorrhoiden im fortgeschritteneren Stadium, um der akuten Schmerzen und einer nicht infektiösen Entzündung Herr zu werden. Allerdings sollte Kortison nicht länger als ein bis zwei Wochen eingesetzt werden.

Wie kann man sich sorgfältig reinigen, wenn man bei der Arbeit ist oder auf Reisen?

Eine ausreichende Analhygiene auf fremden Toiletten ohne Bidet, Waschbecken, Dusche oder Badewanne ist in der Tat nicht einfach. In solchen Fällen helfen kleine

Nasstücher, die allerdings ohne Zusatzstoffe oder Parfüm sein sollten. Achten Sie darauf, dass die Tücher auf der Packung zumindest als hautschonend oder allergenfrei ausgewiesen sind.

Können auch Kinder Hämorrhoiden haben?

Auch Kinder können über Schmerzen und Juckreiz am Darmausgang klagen. Meist liegt dem aber andere Ursachen zugrunde wie zum Beispiel Darminnenhauteinrisse bei hartem Stuhlgang oder bei Durchfall. Oder auch ein Wurmbefall, Polypen, Fisteln oder ein Darmvorfall können vorkommen. Windelsoor entsteht bei Säuglingen und Kleinkinder, die noch Windeln tragen. Hämorrhoiden sind bei Kindern dagegen äußerst selten und kommen meist als äußere Hämorrhoiden vor. Eine konventionelle Behandlung mit Salben und Zäpfchen reicht meist aus, um das Problem zu beheben.

Was sind die wichtigsten Risikofaktoren für ein Hämorrhoidalleiden?

Wer unter Übergewicht leidet, sich falsch, also ballaststoffarm ernährt, unter Bewegungsmangel leidet, viel sitzt und raucht, wer enge Kleidung trägt (Unterwäsche, Gürtel), unter Verstopfung leidet, der bietet gute Voraussetzungen, irgendwann einmal an Hämorrhoiden zu erkranken. Auch die Vererbung kann ein zusätzlicher Faktor sein.

Kann man Hämorrhoiden auch während der Schwangerschaft behandeln?

Während der Schwangerschaft kommen Hämorrhoiden häufig vor. In der Regel versucht man, nur Schmerzen und Juckreiz mit Salben oder Zäpfchen zu lindern. Wenn die Beschwerden dagegen zu lästig sind, wird man versuchen, eine Gummiband-Ligatur zu legen. Auf eine Sklerosierung der Hämorrhoiden verzichtet man gerne, auch wenn das Kind dadurch nicht geschädigt würde. In schweren Fällen sind natürlich auch operative Eingriffe unter lokaler Betäubung oder einer anderen schonenden Narkosetechnik möglich.

Fragen und Antworten aus der Praxis

Müssen Hämorrhoiden, die erst nach der Geburt auftreten, behandelt werden?

Beim Geburtsvorgang können sich die Schwellkörper im After durch den Pressvorgang stark mit Blut füllen und sogar aus dem After treten. Das ist aber nicht weiter tragisch, weil sich diese Hämorrhoiden in den nächsten Tagen ohne Behandlung wieder auf ihren Normalzustand verkleinern

Welche Vorteile bringt die Behandlung von Hämorrhoiden mit Infrarotlicht?

Eine Infrarotkoagulation „dampft" mit einer Temperatur von 100 °C die Schwellkörper ein und lässt sie vernarben. Bei Hämorrhoiden 1. Grades ist diese Methode möglich. Im Gegensatz zur Sklerosierung werden keine Fremdsubstanzen ins Gewebe gespritzt. Bei fortgeschritteneren Hämorrhoiden dagegen ist dieses Verfahren nicht wirkungsvoll.

Erhält man bei einer Sklerosierung oder Ligatur eine Narkose zur Schmerzausschaltung?

Eine Betäubung ist bei diesen Eingriffen nicht nötig, da der behandelte Schleimhautbereich des Analkanals unempfindlich gegen Schmerzen ist. Verspürt der Patient während des Eingriffs Schmerzen, muss er es sofort dem Arzt sagen, weil der dann eine falsche Stelle, nämlich das Anoderm, erwischt hat.

Muss man nach einer Sklerosierung mit Schmerzen rechnen?

Da sich der Hämorrhoidalknoten gewollt entzündet und abstirbt, nachdem eine spezielle Verödungssubstanz in ihn gespritzt wurde, kann es anschließend zeitweise im Anus zu einem leichten Druckgefühl kommen. Falls zu viel des Wirkstoffes in den Knoten injiziert wurde, kann dieser mit einer stärkeren Entzündung reagieren und besonders anschwellen. Der Patient empfindet dann für einige Zeit Stuhldrang, der aber nur blinder Alarm ist, denn der über Gebühr angeschwollene Knoten signalisiert den Darmrezeptoren, dass der Enddarm ausreichend gefüllt sei und entleert werden müsse. Dieses etwas unangenehme Gefühl verschwindet aber rasch wieder.

Wie hoch ist die Erfolgsrate bei einer Sklerosierung?	Grundsätzlich kann eine Sklerosierung bei Hämorrhoiden 1. bis 3. Grades vorgenommen werden. Besonders günstig ist die Prognose bei Hämorrhoiden 1. Grades: Bis zu 80 % der Patienten sind ungefähr vier Jahre nach der Therapie noch ohne Beschwerden. Bei Hämorrhoiden 2. und 3. Grades ist die Erfolgsquote geringer und erfordert häufig auch mehrere Behandlungen als üblich.
Kann man auf das Verödungsmittel auch allergisch reagieren?	Zur Sklerosierung werden verschiedene Substanzen verwendet. Die einen wirken stärker – beispielsweise eine chininhaltige Lösung – und machen die Behandlung effektiver, rufen aber in seltenen Fällen allergische Reaktionen hervor. Andere Substanzen hingegen wirken zwar schwächer, sind dafür aber nicht allergen. Falls der Patient eine Chinin-Allergie hat oder anderweitig allergisch reagiert, ist ihm dies ja wohl bekannt und er muss dies natürlich dem Arzt bei der Vorbesprechung sagen. Sollte es bei der Behandlung doch zu einem allergischen Zwischenfall kommen, ist der Arzt vorbereitet, diese Notfallsituation zu beherrschen. Sie müssen also keine Angst haben.
Kann man auch bei einem Patienten, der Marcumar einnimmt, sklerosieren?	Die regelmäßige Einnahme von blutgerinnungshemmenden Medikamenten ist kein Grund, auf eine Sklerosierung zu verzichten.
In welchen Fällen darf eine Sklerosierung nicht vorgenommen werden?	Liegt im Hämorrhoidalbereich eine akute Entzündung oder ein thrombotischer Prozess vor, wird der Arzt so lange mit der Sklerosierung warten, bis diese Erkrankungen nach einer entsprechenden Behandlung abgeklungen sind. Auch Patienten mit einer Dickdarmentzündung (Morbus Crohn oder Colitis ulcerosa) können nicht sklerosiert werden, da sie sonst Gefahr laufen, dass sich ein Abszess oder eine Fistel bildet.

Ist die Infratrotlicht-Behandlung der Hämorrhoiden nicht vorteilhafter, da bei diesem Verfahren keine Fremdsubstanzen eingespritzt werden?

Mit dieser in der Tat schonenden Methode behandelt man bevorzugt Schwangere oder wenn Hämorrhoiden bluten. Allerdings eignet sich die Infrarotkoagulation nur bei Hämorrhoiden 1. Grades. Die Methode gilt allgemein als nicht besonders effektiv, weshalb die meisten Ärzte die Sklerosierung vorziehen.

Kann eine Ligatur ambulant durchgeführt werden?

Da der Patient keine Narkose benötigt und die Gummiband-Ligatur auch keiner speziellen Betreuung nach dem Eingriff bedarf, wird sie ambulant durchgeführt.

Die Ligatur gilt als ein heikler Eingriff – ist sie deshalb mit besonderen Risiken verbunden?

Die Gummiband-Ligatur stellt an der Arzt hohe Anforderungen, weil dieser Eingriff eine Millimeterarbeit ist. Für den Patienten verläuft die Behandlung ohne Schmerzen und sonstige Probleme. Ein Risiko besteht allerdings in der Möglichkeit, dass es zu einer stärkeren Nachblutung innerhalb zwei Wochen nach dem Eingriff kommen kann. In einem solchen Fall muss der Patient zur Nachbehandlung in die Klinik. Wenn Sie sich von einem Klinikarzt behandeln lassen oder bei einem Mediziner, der Belegbetten in einem Krankenhaus hat, ist das kein Problem. Ein nur ambulant tätiger Arzt muss allerdings sicherstellen, dass Sie ihn im Notfall immer erreichen können.

Darf man nach einer Ligatur-Behandlung verreisen?

Den Urlaub sollte man nicht gerade auf die ersten beiden Wochen nach diesem Eingriff legen. Wegen der Gefahr einer Nachblutung muss der Patient ständig in der Nähe seines Arztes oder einer medizinischen Einrichtung sein. Es wäre lebensgefährlich, in einer solchen Situation etwa in einem Flugzeug zu sitzen.

Dürfen Marcumar-Patienten mit einer Ligatur behandelt werden?

Für jeden, der Medikamente einnimmt, die die Blutgerinnung verzögern, kann eine Gummiband-Ligatur lebensgefährlich sein. Sie ist deshalb tabu.

Kleines Wörterbuch

Abführmittelmissbrauch Wenn täglich oder fast täglich stark wirkende (darmirritierende) Abführmittel eingenommen werden, ohne die überhaupt kein Stuhlgang mehr möglich ist, spricht man von einer Abhängigkeit von diesen Medikamenten, ähnlich wie bei regelmäßigem Alkohol-, Nikotin- oder Schmerzmittelkonsum.

Abszess Abgegrenzte Eiteransammlung in einem durch Gewebseinschmelzung entstandenen Gewebshohlraum

After Auch: Anus, Bezeichnung für den Darmausgang

Analfissur Kleine, doch sehr schmerzhafter Einriss in der Schleimhaut des Darmausgangs, meist hervorgerufen durch zu harten Stuhlgang

Analdehner Vorrichtung, um den verkrampften Schließmuskel des Afters zu dehnen und die Durchblutung zu fördern

Analprolaps Gewebeteile des Analkanals fallen („prolabieren") durch die Darmöffnung nach außen und ziehen sich von alleine nicht mehr zurück.

Anus Siehe After

Bidet Längliches Becken für Waschungen und Spülungen des Anal- und Genbitalbereichs; Bidets sind in Deutschland leider nicht sehr verbreitet.

Bittersalz Salinisches Abführmittel, das nicht zu den darmirritierenden Mitteln gehört. Kann für einige Zeit zur Regulierung des Stuhlgangs eingenommen werden.

Colitis ulcerosa	Chronische Entzündung der Dickdarmschleimhaut mit Bildung von Geschwüren und Eiterherden
Ekzem	Meist stark juckende Hautentzündung, die oft durch allergische Reaktionen hervorgerufen wird
Glaubersalz	Abführmittel, ähnliche Wirkung wie Bittersalz
Hämorrhoidalgeflecht	Blutgefäße im unteren Mastdarm in der Afterregion. Die Schwellkörper dienen zur Feinabdichtung des Darmausgangs, insbesondere der Gasen.
Hämorrhoiden	Krankhaft vergrößerte, krampfadernähnliche Erweiterungen des Venengeflechts am After
Inkontinenz	Durch verschiedenartige Ursachen bedingte Unfähigkeit, Stuhl oder Harn willentlich zu halten. Es gibt verschiedene Stufen einer Inkontinenz.
Karzinom	Bösartige Geschwulst, die nach Erkennen schleunigst behandelt werden muss (Operation, Bestrahlung und/oder Chemotheraphie)
Koloskopie	Ärztliche Inspektion des gesamten Dickdarms mit einem Endoskop. Bei der Untersuchung können auch Gewebeproben entnommen oder kleinere chirurgische Eingriffe ohne Bauchschnitt (Entfernung von Polypen) durchgeführt werden.
Laxantien	Sammelbegriff für Abführmittel aller Art (natürliche oder chemische)
Marisken	Hautläppchen an der Öffnung des Afters, erschweren die Analhygiene

Morbus Crohn	Schwere chronische Entzündung des Dünndarms und teilweise auch des Dickdarms. Die Ursachen dieser unheilbaren Krankheit sind bis heute nicht bekannt.
Mykose	Infektion mit Pilzen. Das feuchtwarme Klima in der Analregion fördert das Wachstum.
Obstipation	Verstopfung
Perianalthrombose	Fälschlicherweise oft als äußere Hämorrhoiden bezeichnet. Bildung eines Blutgerinnsels in den venösen Blutgefäßen am Analrand.
Peristaltik	Rhythmisches Zusammenziehen der Darmmuskulatur, um den Speisebrei gleichmäßig weiterzutransportieren und ihn durchzumischen
Proktologie	Wissenschaft von den Erkrankungen des Mastdarms und des Enddarms
Proktoskopie	Untersuchung des unteren Enddarms und des Analkanals mit einem 8 bis 15 cm langen Rohr, durch das der Arzt die Darmschleimhaut sehen kann
Rektoskopie	Tiefere Inspektion des Mastdarms (bis zu ca. 30 cm) mit einem starren Rohr
Rektum	Endteil des Dickdarms
Soor	Durch Soorpilz hervorgerufene Infektion
Sphinkter	Schließmuskel am Darmausgang, sorgt für die Abdichtung des Darminhalts

Adressen, die weiterhelfen können

Berufsverband der Coloproktologen Deutschlands e. V.
Prinzregentenstraße 121
81677 München
Tel.: 0 89/4 70 82 79
Fax: 0 89/4 70 18 09

Deutsche Gesellschaft für Ernährung e. V.
Im Vogelsgesang 40
60488 Frankfurt a. M.
Tel.: 0 69/97 68 03-0
Fax: 0 69/97 68 03-99

Deutsche Arbeitsgemeinschaft Selbsthilfegruppen e. V.
Friedrichstraße 28
35392 Gießen
Tel.: 06 41/7 45 03

Register

Abführmittel *19, 70, 84, 86*
Abführmittelabhängigkeit *87*
Afterekzem *34*
Analabszess *29, 73*
Analdehner *60*
Analerkrankungen *26*
Analfissur *27, 70*
Analfistel *29*
Analkanal *13*
Analtampon *57*
Analthrombose *31*
Anoderm *13, 21*
Ärztliche Untersuchung *46*
Arztwahl *51*
Atemgymnastik *104*

Ballaststoffe *82, 94*
Bewegung *82, 100, 106*
Blut auf dem Stuhl *20*

Darmspiegelung *50, 52*
Darmvorfall *32, 74*
Dickdarm *12*
Dünndarm *12*

Enddarm *12, 34*
Enddarmentzündung *34*
Endoskop *48*
Entspannung *104*

Ernährung *90*
Ernährungsumstellung *92*

Feinabdichtung *15*
Feinkontinenz *13*

Gummiband-Ligatur *66*
Gymnastik *106*

Hämorrhoidalerkrankung, Entstehung *18*
Hämorrhoidalknoten *19, 62*
Hämorrhoidalvorfall *17, 68*
Hämorrhoidalknoten *19, 62*
Hämorrhoiden *13, 14, 17*
Hämorrhoiden, verschiedenen Grades *17*
Hämorrhoiden, äußere *30*
Hämorrhoidenmittel *54*
Hygiene *110*

Infrarot-Verödung *65*
Inkontinenz *33, 75*

Juckreiz *21*

Kältesonde *65*

Kältestab *59*
Krebs *38*

Marisken *32*

Operation *68*

Perianalthrombose *72*
Polypen *36*
Proktoskop *49, 62*

Rektoskop *50*
Rektum *13*

Sägezahnlinie *13, 16*
Salben *56*
Schließmuskel *13, 14*
Schließmuskeltraining *60, 75*
Schwangerschaft *76*
Stress *102*
Stuhl *81*
Stuhldrang *23, 81*

Verdauungs *14*
Verdauungssystem *12, 103*
Verstopfung *19, 80*

Wärmesonde *60*

Zäpfchen *56*